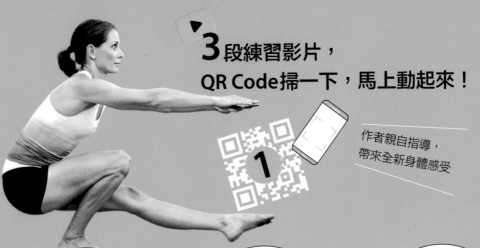

3 段練習影片，
QR Code掃一下，馬上動起來！

作者親自指導，
帶來全新身體感受

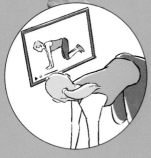

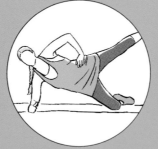

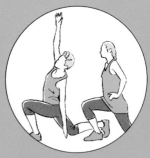

專業拍攝，3段高效能徒手重量訓練，每段30分鐘，總長90分鐘，跟著影片一起練，輕鬆上手。

動作豐富有變化，針對女性的需求精心設計，循序漸進，即可達成目標。

每個動作都有簡單版與加強版，可選擇適合自己程度的練習，同時能挑戰自我！

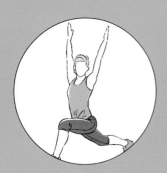

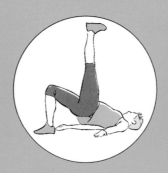

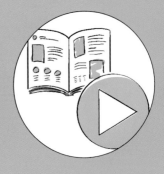

前有暖身，後有緩和伸展，核心練習運用高度間歇運動的原則，鍛鍊體力與耐力，避免運動傷害。

不使用任何輔助工具，把健身房的各項器材功能一網打盡。

書籍、影片互相參照，達到最佳運動效果。

First published as "Fit ohne Geräte für Frauen - DVD" by Mark Lauren.
© 2013 by riva Verlag an Imprint of Münchner Verlagsgruppe GmbH, Munich, Germany.
www.rivaverlag.de
Complex Chinese translated edition copyright © 2015, 2022 by Business Weekly Publications, a division of Cité Publishing Ltd.
This translated edition published by arrangement with Münchner Verlagsgruppe GmbH through Jia-Xi Books Co., Ltd.
ALL RIGHTS RESERVED
隨書影片，版權所有，翻拷必究

健身練習

1

超級組合

暖身
▼
超級組合

每套輪流做兩組動作（可選
簡單版或加強版），中間不
休息，每組做八回

- 第一套
  弓箭步
  反向捲腹

- 第二套
  俯衝
  狗撒尿

- 第三套
  撐體大腿外展
  側邊提臀

▼
緩和伸展

2

混合組合

暖身
▼
混合組合

四組動作（可選簡單版或加強
版）每組做四下，然後做四
回、三回、兩回、一回，之間
才可休息

- 第一組
  游泳伏地挺身

- 第二組
  前後弓箭步

- 第三組
  碰腳趾

- 第四組
  提臀抬腿

▼
緩和伸展

3

快慢組合

暖身
▼
快慢組合

四組動作（可選簡單版或加強
版）每組先以慢動作做五秒，
然後停留五秒，再以五秒回到
預備姿勢；接著在十五秒內，
以快動作做越多下越好

- 第一組
  深蹲

- 第二組
  伏地挺身

- 第三組
  側邊抬膝

- 第四組
  V字起坐

▼
緩和伸展

妳的身體就是最好的健身房

美軍特種部隊 體能專家 王牌教練

馬克·羅倫、約書亞·克拉克 Mark Lauren with Joshua Clark 著

王淑玫 譯

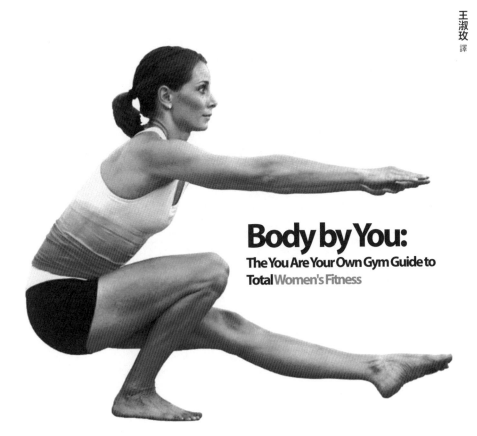

Body by You:
The You Are Your Own Gym Guide to
Total Women's Fitness

獻給啟發本書的無數女性，
包括朋友和楷模典範，
並以最高敬意獻給將兩者合而為一的母親們。

꧁꧂

　　也獻給軍人的妻子們。在戰爭時做出最大個人犧牲的並不是士兵，而是他們的家人。她們必須忍耐長期派遣時期的分離，並為親愛的人擔心。一旦最壞的打算成了事實，存留的配偶更必須擔起供養家庭的責任。對她們而言，奮鬥才剛剛開始。

〔推薦序〕
想要當個自由的女人，就先讓自己強壯起來

健美女大生

「現代女性主控很多事：從全球最大的企業體到軍事單位，到家庭。但是有太多人卻不掌控自己……現在已經進入二十一世紀了，我們終於可以踏出下一步。現在女性比過去更精瘦和強壯時，除了自己以外，什麼都不需要。這才是真正的自由，真正的自立自足，真正的獨立。」（第170頁）

淘汰那些老舊過時的觀念吧。強壯不是非得肌肉很大塊，強壯也不等於妳腦海中那些嘶吼著將槓鈴奮力舉起的舉重選手。在這本書裡，強壯的定義如此簡明：真正的自由，真正的自立自足，真正的獨立。作者告訴妳，要達到這些目標，妳要透過訓練，掌控自己的身體，讓自己強壯起來。

試著回想：除了天災人禍不可抗力以外，妳上一次真正感覺妳是自己身體的主人，是什麼時候？妳上一次真正無所顧忌地跑步、跳躍、爬上爬下而不擔心膝蓋與背痛宿疾復發是什麼時候？妳上一次真正想去哪就去哪、想做什麼就做什麼而不必讓體力負擔精神不濟影響妳的行程，是什麼時候？

　　身為一個女性，自有記憶以來，不知道有過多少次，在做出「一個身體健康自由的人可以做得出來的動作」時（例如：沒有符合別人預期那樣累呼呼而是輕鬆把其實不太重的重物提起），被調侃：妳好壯，快跟男生一樣了！就我看來，讓自己「強壯」是男性專利，實在是可笑至極的一件事。我有一個身體，讓我做出各種動作、實行日常生活一切功能，這個身體將跟著我一輩子。請問，我有什麼理由不去增加它的功能性、讓它更強健、保護我的安全、增加我的生活品質，而且還一不小心，變得更緊實、更好看？

　　而這本書也和妳以為的「女性專用」系列商業導向產品不太一樣。事實上作者開宗明義已經告訴妳：妳要全身緊實，妳要做的訓練就和那些想要擁有大肌肉的男人一樣。然而這回不同的是，作者真正以女性（而非弱化女性或預設柔弱立場的女性）的觀點切入，直率卻精準地教會妳妳真正需要的東西。工具齊備、場地隨處可得，妳將不會再有阻礙與藉口，去抗拒成為一個真正自由自在的人。畢竟，當妳所需要的場地就只是妳的臥室時，妳還有什麼理由不去讓自己成為一個更強壯的女人呢？

　　讓今年成為妳的改變元年。按部就班、持續不斷的努力，妳會是一個掌控自己、自立自足與自我實現的女孩或女人。現在就翻開第一頁吧。祝福妳能有滿滿收穫！

　　　　　健美女大生部落格：http://wellthinesslife.blogspot.tw

〔推薦序〕
找對投資標的，當個願意運動的媽媽！

外科醫師／作家　白映俞

外科醫師要應付看診、開刀、值班，及處理各種緊急情況，絕對需要維持良好的體能狀態。而且，我每日於醫院工作，常會看到因四體不勤而造成的肥胖相關疾病，以及疾病導致的嚴重併發症，更讓我早早體認到運動及控制體重的重要性。

但談到運動、談到控制體重，我並不是寄望於那種模特兒身材的虛假美感。廣告看板藉著傳達白種瘦高美女的影像賣著化妝品及名牌包，帶領越來越多年輕人期待藉著整形手術或錯誤減肥方式，快速達到「白、瘦、美」的境界，卻沒顧慮到這些招數背後潛藏的風險及健康危害究竟有多恐怖，而且就算這些方式帶來了部分效果，亦是來得快、去得快，最後女性總是徒留花大錢、有後遺症的冤枉淚而已。

那我們這群不是天生在基因大樂透中勝出的幸運兒難道就沒救了嗎？當然不是。我們必需改變觀念，不再追求白瘦美類型的單一廣告式美感，而是藉由運動、訓練肌力、鍛鍊體態，讓小腹更平坦、大腿更緊實、活力更充沛、精神更愉悅，運動帶來的好心情及好體態，非常實在，絕不虛假，讓女性擁有值得引以自傲的獨特上質美。

　　我知道，只要談到運動，多數女性的第一個反應就是「啊，我很懶呢」！要不就是「我真的沒時間啊」！這也曾是身為職業婦女的我過去常常偷懶不運動的原因啊。直到讀了本書作者馬克教練的第一本書《你的身體就是最好的健身房》，我才找到了最適合自己的運動方式。

　　《你的身體就是最好的健身房》的理念完完全全就是我的菜：不用上健身房，不用找真人版教練，不用聽著震耳欲聾的音樂跳有氧，不用買器材，而是自由自在、在任何一個地方、都能訓練從頭到腳的肌肉。做一套動作的時間並不長，大約就十至二十分鐘，大概就是過去我從住家前往健身房的時間吧，現在利用這樣的空檔我可是已經在家做完馬克系運動了呢。而且這套徒手重量訓練運動有效率又科學，能扎實地鍛鍊到各處肌群，讓我練習一個多月後就覺得好處多多，忍不住四處推薦醫院同事們馬克教練的健身方式。沒多久，就有幾位護理人員自稱為「馬克太太」，愛上這種在家一個人、一張墊子就能完成的有效健身。

　　這次，馬克教練專為女性所寫的《妳的身體就是最好的健身房》更進化、更直接，設定出女性五類必練徒手重量訓練運動，包含拉的運動、深蹲運動、直線推舉運動、垂直推舉運動，及彎曲運動，這些運動鍛鍊到的肌肉都能為我們帶來漂亮的身體曲線，每個都是重點啊。而且，專門訓練特種部隊的馬克教練還是有體察民情，完全了解初學者——死老百姓如我——的困難，絕不會在剛開始就要求讀者做到海軍陸戰隊等級的神奇動作，而是在每類運動內規劃出二十五個不同等級的動作，引領我們從初階開始，以較簡單的方式鍛鍊，逐步培養肌力及協調度，再進階挑戰更有難度的動作。這些訓練可以增強我們日常生活中用得到的重要肌群，增加肌肉及關節的靈活度和彈性後，也就降低了受傷的機率，同時也會改善器官

的效能，絕對是針對一般人最實用也最科學的自我鍛鍊寶典。

持續一周找三天練習馬克系的運動，讓我精神、體能、體態都更上了層樓。而每當我忍不住想偷懶時，就會激勵自己：「要當個願意運動的媽媽！」只要我們願意站起來動起來，一周內總共投資一小時，就能獲取好精神、好體能、好體態的回報，還能更輕鬆地與孩子玩在一塊，更從容地面對職場上對體能對思路對穩定度的各式挑戰，何樂而不為呢？這簡直是我今年最棒的投資了。

愛上本健身計畫的五個理由

省錢：不需要年費、教練、臨時保母或是家用健身器材。

省時：往返健身房、更衣、心肺和重量訓練，一周下來至少需要8-12個小時。現在只要一周3天，每次從開始到結束不過30分鐘。占據妳的時間不到1%。

隨處可做：臥室、旅館房間、公園、天台、車庫、院子、會與會之間的辦公室。

避免尷尬：不再有對著妳大吼大叫的螢幕。沒人盯著妳。沒有汗濕的器材。不用穿緊身衣。

燃燒更多脂肪：這些運動比任何重量訓練或是有氧運動更能提升身體的新陳代謝。

妳的身體就是最好的健身房
目次

引言

　　過去十年來，我透過徒手重量訓練，以最少的時間鍛鍊出最精瘦、健壯和信心勃發的人。我訓練了近千名的學員以符合美國特種部隊的頂級、極限要求，同時修正本書中的鍛鍊法使其精益求精。目前美國軍隊中最優秀的部隊──從海豹部隊到綠扁帽──都採用這些訓練動作。

　　這可不是由什麼穿著緊身衣、從來沒穿過戰鬥靴的健身房教練經營的「訓練營」，而是由體能訓練專家──訓練過的部隊成員已穿著戰鬥靴穿越過數千里爛泥、沙漠和雪地──所寫的全世界最有效、最有效率的運動計畫。戰場上除了酷帥的高科技裝備和武器外，決定一名士兵生存和勝利的關鍵就在他的體適能和毅力──這正是我的專長。

　　我的第一本書《你的身體就是最好的健身房》在健身書銷售榜上長銷，因為它教導大家如何獨立、隨時、隨地運動。有無數讀者告訴我，他們採行我的訓練計畫，現在外表和身體感覺都處於人生的巔峰。這種回饋讓我振奮、欣喜，而且大受激勵，可是我並不驚訝，因為我已經在訓練過的上百個部隊單位裡見證過成效了。

　　《你的身體就是最好的健身房》仍舊是「徒手重量訓練聖經」。書中125個運動、全方位的鍛鍊工具以及練習方式，已經協助數以萬計的人雕塑身材。雖然有許多女性讀者告訴我她們使用《你的身體就是最好的健身

房》的成功故事，但也聽過這個版本無法完全符合女性的需求和考量，理由包括女性運動的時間較少，到想要針對不同的生理目標鍛鍊都有。針對這些需求，我寫了妳手上這本女性版。我在本書中分享一些全新的動作，也有選自男性版的更新或修改版本。只要按表操課，這些運動可以讓妳達成運動目標，呈現這輩子的最佳體態。妳會發現，這些運動所需的時間都不長，但是結實的手臂、更平坦的小腹、更緊繃的臀部、更纖瘦的雙腿和該有的弧度等效果，都會源源不斷地出現。我不會告訴妳要如何「消除」小腹或大腿上的脂肪。套用部隊裡的說法，我將說明如何「採行永久性的殲滅行動」。

男女大不同是顯而易見的事。但事實是，女性和男性都擁有相同的肌肉纖維，脂肪細胞也一模一樣。男性女性的賀爾蒙才是耐人尋味的課題。要有男性睪酮素的濃度才可能創造出墳起的肌肉，女性身體缺乏那種濃度，肌肉不可能像男人那樣鼓起，所以別擔心。透過我的方法，妳將打下扎實的體能基礎，擁有更精瘦的肢體和強有力的運動表現。妳將會發掘埋藏在身體內的天生運動健將，感受到挑戰自己、超越自我預期的驕傲和喜悅，還有身體隨之得到的力與美。

體能代表妳不只掌控了周遭環境，也掌控了自我。完美調控身體的驕傲能幫助妳奠立自信心。按照我的運動計畫，妳再也不需要因為體力不足或是耐力不夠而向他人求助。妳會變得健壯，足以應付一切，享受一切，再也不需要思考是否能做，只要想妳要做什麼就好。

我喜歡說，**妳**就是妳這輩子維持最佳體能唯一需要的「器材」，妳手中正握著使用這器材的唯一說明書。承認吧，不論是古希臘女運動員還是未

來的女大兵，人類數千年來最偉大女性體能典範維持強健體魄所憑藉的，都不是金牌健身房或地下室的啞鈴（更不是心肺運動！）。放開妳對花俏器材、教練，以及常見錯誤概念的依賴。那些都是拐杖，阻礙妳達到最佳體態的障礙。

本書不教妳如何輕鬆地在健身房運動，本書教導妳輕鬆地度過人生。妳將學會善用現有軀體，打造出妳想擁有的胴體。只需投注些許時間，不必來回健身房，就可以在最忙碌的作息裡排入這個訓練計畫。投入我的計畫的努力和時間不需太多，獲得的好處卻會很大。

這是寫給妳的書。妳就是老闆，妳的未來由妳操控，不是妳的健身房，更不是什麼複雜的健身器材。也不是啞鈴，不是訓練椅、彈力球、跑步機、瑜珈墊和電視購物台賣的奇怪器材。不是某個教練，不是妳的朋友。唯有妳。

本書會讓妳變得更精瘦、更強健、更有信心、精力十足，擁有最好的身體——妳會比以前更快得到這些，並且一生維持在巔峰狀態。

我給妳整體的完美：更平坦的肚子、緊實的大腿和臀部、結實的手臂、線條分明的肩膀、讓妳胸部提高的強壯胸肌、穿晚禮服時讓人回頭的美背，和穿短褲時美到極點的雙腿。周遭男男女女都會注意到妳身體的改變。妳的外表將會表現出妳內在的堅強。

我不提供虛胖內容，這裡沒有灌水。絕不鬆散，絕不嘮叨，沒有不必要的喋喋不休或是灌水篇幅。我只提供獲得絕佳體態和體能所需要的知識，我想要節省妳的時間，讓妳去做更多想做的事。

獲得優美體態不需要神祕、複雜、痛苦萬分的過程，獲得良好體態也不是飄渺不可及的夢想。如果妳想要成為優秀運動員也很簡單，簡單得令人

驚訝。只需要每天做幾分鐘肌力訓練，對基本營養具有良好概念。只要找出幾分鐘，讓我告訴妳怎麼做，多給我一些時間，我就能清楚解釋基礎的營養概念給妳聽，讓妳的飲食選擇變得更輕鬆。

儘管我一直在說要讓妳體態變優美而且體能變好，但是本書最終目的是要挽救妳的人生。現實是，體能狀態差的人得承受更高的疼痛疾病、肢體障礙和來自於骨質疏鬆、關節炎到致命疾病如心臟病的風險，四體不勤造成三分之一的糖尿病、直腸癌和心臟疾病患者致命。我們是為了生命而鍛練。不論妳是否喜歡，生命本身就是一種運動，妳必須以運動員的方式來面對。

就算妳已經好多年除了菜籃沒提過任何東西，本書首先就是要教妳完全獨立健身。這將會打破妳的成見，讓妳看見從未想像過的運動可能性。妳將訓練身體去做過去做不到的事，使用過去不曾用過的肌肉，達到健美的狀態，展現出過去從不曾擁有的優美體態。

聽起來很假，但是我真的相信每個人都擁有內在美，也都有外在美，沒有醜人和美人之分，只有**健美**和**不健美**的人。每個體態勻稱的人都能顯現出她獨特的美感。

不論是領導訓練還是出任務、參加泰拳競賽或是享受難得的假期，我有幸去過世界上大多數的地方。從探訪我在菲律賓和德國的親戚（九歲前都住在德國，一句英文都不會），一直到在中東和亞洲的軍旅，形形色色的人種我大概都見識過了，每一種人都美得令人讚嘆。當然，美國是全世界人種的大熔爐，產生的結果更是美不勝收。

對我而言，典型的女性廣告一點都不美。現在全世界的大都市都看得到高達兩層樓的巨大看板，展現著虛假的西方理想美感：高䠷、瘦到見骨，而

且大多是白人。看到數百萬計天生美感的女性走在這些看板下的街道上，卻想去模仿這些荒謬、強迫行銷的理想，讓人感到悲哀又火大。

大多數模特兒擁有的是少數人才有的體型，其中大多年輕而且天生纖細，只有少數在基因上占了便宜，才能不靠運動維持體態到三十、四十、五十、六十歲甚至更高齡。否則女性從很年輕起就被制約，要重視這種極難達到（並非完全不可能）而且極難維持的標準。

那個標準不但無法達成，更不健康到極點。這些模特兒通常都避免做運動，就是瘦而已。於是女性試圖透過減重來達成這種體態，這正是造成現今許多女性採用節食和做有氧運動等無效、不健康運動方式的最大原因。儘管某些媒體依然在宣揚不健康、不自然的女性美，但是紙片模特兒的時代即將過去。我們在廣告中，甚至在時尚雜誌都能看到較運動型的女性了。我們的文化終於像長期以來擁抱男性典範那樣擁抱健美的女人，我們終於擁抱了真正的美。

不論妳的身高，或是遺傳、骨架還是年齡，運動型的體魄可以讓妳告訴全世界妳有多美。這強健的外在將會讓妳產生堅強的內在。

人人都有屬於自己的美，展露妳的美吧。要強壯，要美麗，要做自己。散發出妳的光芒。

本書不只是革命，更是進化。自有文明以來，住所蓋得越來越堅固，我們也變得越來越弱。體能不僅在演化的階梯上倒退，根本是摔了下來，跌入休閒椅、辦公椅和運動椅裡面。本書不但能讓妳重新登上演化的階梯，還能讓妳更上層樓。

我們需要重新取得更精實、強健、原始的身體。諷刺的是，身體想要

進化就必須抗拒科技，例如健身中心裡堆積如山的電腦玩具，那些會讓女性看起來活像生化人。但是我們不要抗拒累積到現代的運動科學知識、經驗和專業，這一切都聚集在本書中，成為一個迅速、完整、容易理解的計畫，現在呈現在妳手裡。

　　準備好進化吧！

PART 1

只要肌肉，
不要贅肉

1 為什麼妳無法擁有完美的身體？

我和全美的女性談過她們的健身目標和運動習慣，我發覺阻礙她們擁有結實、健美身體的最大障礙就是女人抗拒專注在自己的需求上。在家庭與事業之間，許多女性比過去還要忙碌。她們太專注於他人，以至於沒有時間給自己。

我覺得諷刺的是，不斷為周遭的人付出反而會讓生活更艱難，而不是變輕鬆。妳的長期健康正是如此。這麼說吧：妳希望心愛的人未來去妳家探訪，還是去醫院見妳？妳希望孫子只認識坐在輪椅上的妳嗎？以自己的健康為代價為別人付出是場零和遊戲，沒有人能勝出。妳花時間精力照顧別人，他們以後再花時間和精力照顧妳。妳壓抑自己生命的潛力好讓他們擁有美好的生活，但是到時候，他們卻為了照顧下一代和妳，而讓自己的潛能受限。

青春之泉並不存在，最接近的形式就是運動，其功效已被一再證實。讓自己變得更強壯、精實，就是在為妳周遭的人打造一個更光明、更強健的未來。如果妳在乎他們的幸福，就請**關照自己的幸福**。

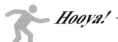

Hooya! --

孩子不是妳不運動的藉口，而是妳要做運動，擁有最佳外貌、感受和表現的主因。妳該為妳周遭的人和自己，盡可能做運動。運動能讓妳的生活和孩子的生活更輕鬆。要以身作則。--

　　假設妳確實在自己身上花時間，確實參與運動課程，或是經常在健身房運動器材上做訓練。妳覺得真的有效嗎？妳的身心是否處於最佳狀態？是否覺得體能好而且擁有掌控權？我不這麼認為。

　　單單2012年，美國人花在健康運動俱樂部的會員費就超過了兩百億。但是我認為，精明的行銷掠奪了妳的錢，妳的收穫卻很少。健身房會員人口比二十年前成長了兩倍，但是病態肥胖卻暴漲。這傳達了明確的訊息：我們都白做了。

　　我對健身房的運動很有意見。就我來看，健身房利用了女性是社交生物的概念，剝削了團體運動課程。他們引誘妳去穿上緊身衣、聽電子音樂、聽教練膚淺的支持安撫、和眾人一起揮汗，取代了真正的社交時間。

　　沒錯，團體活動確實有趣，但若要與朋友相處或結交新朋友，還有比在健身中心裡汗流浹背更好的方式。況且，妳為什麼會想要調整妳珍貴的自由時間來配合別人的時間，而不是在妳方便的時候運動？為什麼要聽別人選的音樂，而不是自己選的？靠自己就可以得到成果，為什麼要付錢靠別人鼓勵妳？擺脫待在團體裡的舒適，求得自己身體的舒適吧。

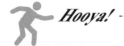 *Hooya!*

是該倒垃圾的時候了！扔掉別人教導的「女性健身」看法，拋棄過輕的啞鈴，遠離跑步機，步下飛輪，別再去上跳來跳去的課程。不要被光鮮雜誌的空洞承諾和無效的花俏器材引誘，不要把**錢**和**時間**浪費在健身中心的會員費上。要記住，妳天生已擁有了最先進的健身器材——自己的身體。

心肺效率的迷思

為什麼有些人還在擁擠的有氧運動教室裡揮汗，或是踩踏著哪也去不了的飛輪？因為他們在打卡路里捍衛戰。他們相信，有氧運動能燃燒大量的卡路里。不幸的真相卻是，如果妳早上那杯拿鐵有加牛奶和糖，攝取的卡路里比一堂心肺運動課程消耗的還要多。心肺運動基本就是無效率地運用時間，平均每四十五分鐘的心肺活動只消耗兩百卡。

心肺運動讓妳虛弱和鬆垮的原因就在於它並**不能強化肌肉**，事實上還會造成肌肉流失，因為妳的身體會擺脫任何它用不到的東西。如果妳只做心肺運動，就運用不到絕大多數的肌肉。如果妳的目標是變瘦，妳需要強化肌肉。就是這麼簡單。

我要強調的是，妳的目標不應該是運動燃燒掉多少卡路里，而是要專注於肌肉在其餘時間能夠提升的新陳代謝，包括睡眠的時候。透過肌力訓練增加的肌肉是減重的關鍵。

想像妳的肌肉系統在運作和閒置時都需要燃料（卡路里）的馬達。在完全休息的狀態下，平均一磅肌肉一天燃燒10卡，一年燃燒3650卡——遠超過一磅脂肪的3500卡。增加幾磅肌肉，等於升級到更強大、需要更多燃料

的馬達。

　　有氧活動不但對改進身體組成或是整體體適能無效，也不像大多數人想像中那樣安全。有氧運動有高度重複性，會提高過度使用的風險。妳在幾年內做過上千次甚至百萬次重複動作，很可能無意識間在關節上累積壓力，直到長期傷害終於浮現。

　　有些人的基因與眾不同，他們能長年跑步、騎單車或是跳躍，不會出任何問題，但是這些人是少數。每一個終生在壓馬路或是騎單車的成功故事，都有許多因此而喪失運動能力的悲劇。

　　每次看到體重過重的人跑步、跳躍、膝蓋和手肘四處揮舞健身，我都會頭疼。沒有先奠定肌力和穩定性，就去跑步或是在有氧運動課中跳來跳去，都是失敗的公式。

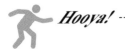 *Hooya!*

　　身體會適應我們給的壓力，只要學會了有效率的運動模式，剛開始困難和費力的任務很快就不再那麼困難。除非妳不斷強化運動量，否則運動所消耗的卡路里會隨著運動效能提升而降低。所以有氧運動教練沒有妳想像中來得精瘦。他們的身體很有效率，做某些動作根本不會再燃燒那麼多的卡路里。這也是為什麼就算天天踩跑步機，卻還是什麼目標也達不到。

「燃燒脂肪區」的迷思

　　那神奇的「燃燒脂肪區」又是怎樣？如果妳曾經用過健身單車或是橢圓機，就見過螢幕上閃爍的「目標心跳」鼓勵妳在燃燒脂肪區運動。這種行

銷邏輯就是當妳的心跳透過輕鬆、延長的活動維持在每分鐘120-140下時，妳就是在氧化脂肪以供給運動所需的燃料，而不是使用更激烈運動所需的糖和磷酸脂。

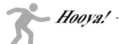

Hooya!

如果妳認識一些只靠做心肺訓練就很精瘦的男女，那是因為他們天生新陳代謝率高並且正確飲食，而非他們選擇的運動。其他人做心肺運動的短期效果很少，長期做更會產生負面效果。

不幸的是，儘管這個區間是妳想要停留的位置，卻也是最大的騙局。只要妳相信，並且繼續在每分鐘120-140下心跳中奮鬥的話，妳哪裡也到達不了。

高強度活動在短時間內確實無法燃燒多少脂肪，可是運動過數小時後仍然可以燃燒脂肪以補充糖分、磷酸鹽、重建肌肉、強化關節，並且增強骨密度。低強度活動不會在運動後燃燒脂肪，在步下機器的那一瞬間，卡路里燃燒立刻就恢復正常了。妳在低強度、脂肪燃燒區內所消耗的脂肪根本微不足道。

舉例來說，若是真想要靠跑步來減重，妳必須賣力地跑。以我個人經驗就可以告訴妳，有不少運動比冗長的劇烈有氧活動更難，問問我的作戰管制學員就知道了。妳會瘦幾磅，但是這個做法極無效率，而且必須維持在燃燒脂肪區更高的位置。

「燃燒脂肪區」的活動最好是保留在暖身、緩和、肌力訓練之間的復原期，以及針對特定耐力運動的動作效率發展期中。

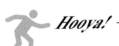

Hooya! --

在燃燒脂肪區做的低強度運動並不會強化肌肉，過度使用還會消耗肌肉，進而減緩新陳代謝。高強度運動卻能強化肌肉，進而提升新陳代謝。------------------------

健身器材的迷思

妳不是生化人！不需要用機器做固定動作來活動肌肉。除了改善肌力、耐力和身體組成之外，運動訓練應該促進穩定性、有效率的運動模式和協調性。使用強迫固定動作的設備都無法改善這些。

許多健身器材都是針對魁梧男性設計的，並不真正適合女性使用，並且往往迫使女性從最容易受傷的姿勢開始運動。想想看胸部訓練和槓鈴斜板彎舉，兩者的起始動作都是完全伸展獨立的運動肌肉，然後強迫妳做在現實生活中幾乎用不到的固定動作。如果負擔沉重的話，這些動作尤其危險。因為妳的身體並非自然地協調運動，而是去發展無效的動作模式，這使得妳容易受傷。

局部雕塑和輕量／高次數效率的迷思

許多女性利用健身機械獨立運動某些肌肉群，以為這是改善問題部位如腹部或臀部的局部雕塑法。她們也採用低重量、高重複次數的策略去使用健身器材，因為擔心高重量／低次數的高強度運動會把自己變成金剛芭比。放心，不會的。也有些女性甚至認為，訓練強化的肌肉如果不繼續運動的話會變成脂肪。天哪！

　　我必須先強調：脂肪細胞和肌肉細胞的運作方式和功能完全不同，不可能交互轉換。原本結實、精瘦的人變得軟趴趴和過重，是因為她們攝取的卡路里超過了使用掉的卡路里。這其實是因為（1）為滿足心理需求而非生理需求而吃；（2）肌肉新陳代謝率因為缺乏適當的刺激而減少！

　　肌肉不會神奇地變成脂肪，其實是肌肉體積變小，脂肪體積變大。相同的，脂肪也不會變成肌肉。當過重的人變得結實又精瘦時，永遠是因為燃燒的卡路里超過攝取的熱量，並且用來增加了新的肌肉。

　　我順便說明其他謠傳：

局部雕塑、分離動作和緊實是無效的運動方式

　　每當我在海外待了幾個月返回國門時，機場書報攤的雜誌封面總是讓我驚訝不已。男性和女性雜誌封面仍舊在吹噓某種嶄新的捲腹運動，並且承諾腹部就會神奇地出現六塊肌。

　　這些宣傳都是狗屁，應該被限制在深夜的購物台節目裡。

　　像雜誌中的模特兒那樣捲腹不會讓妳的肚子變得更平，用多功能健身曲線器（ThighMaster）也不會讓大腿內側的贅肉消失。如果你有蝴蝶袖，拿個輕量的啞鈴做俯身曲臂也無解。

　　基本上，妳無法限制脂肪消除的部位，因為脂肪只會從全身各處消除。再重述一次：妳不可能靠特定運動消除特定部位的脂肪。

　　當妳消耗的卡路里高於攝取的熱量，就製造了能量耗損。身體為了要維持妳的動能，不得不透過全身組織進行一連串化學變化，以利用原有脂肪補足攝取的不足。妳無法控制這些化學變化產生的部位，正如妳無法控制脂肪生成的部位。

真相是，基因上設計好容易累積脂肪的位置，例如臀部和大腿，也最可能是脂肪消失比例最多的位置。

　　脂肪的消失和累積是全身性的，但是肌肉生成只限於妳運動的部位。不過還是要說清楚：妳的肌肉大小改變時所生成的形狀，並非取決於妳採用的特定運動，而是由基因控制。（有些我們以為是單一肌肉的身體部位，例如肩膀、大腿或是背部，其實是由肌肉群所組成。這些肌肉群的形狀可以透過強化其中個別肌肉而改變。）

Hooya!

　　特定部位的脂肪無法消除。緊實身體特定部位的唯一方式是全身性地消除脂肪，這會進而消除那個部位的脂肪。唯有在此情況下，妳花在緊實三頭肌或是大腿的肌力運動才會讓妳擁有新的曲線和緊實。

　　換句話說，妳可以選擇要讓哪個部位變得更強壯，而妳的努力將有助於整體的減脂。所以，儘管為手臂而運動對於消除蝴蝶袖沒什麼幫助，卻有助於強化手臂，進而全身性減脂，當然也包括手臂。

　　同樣的，如果妳想要堅挺的臀部，妳應該要發展臀肌。除非妳能全身性減脂，單純強化臀肌無助於擁有緊實的臀部。要記住，除非減去包覆在外面的肥油，妳的肌肉無法展現出緊實狀態。

次數少、磅數高、肌肉鼓脹和其他錯誤資訊

　　也許妳聽說過，重複次數少的肌力訓練會導致肌肉鼓脹。或者換個說

法，用磅數低的啞鈴重複訓練是緊實但不會有肌肉鼓脹的關鍵。不是這樣的。首先，重讀一下我剛才說過關於緊實單一肌肉的迷思。

真相是，以我的方式做肌力鍛鍊會讓妳變得比較小隻，而非更大隻，因為增加精瘦的肌肉會讓妳的全身燃燒更多卡路里。但是我仍聽見來自世界各地的女性說：「我不想要變得渾身肌肉。」有些人看過肌力訓練的初期成果，然後就逃開了，免得自己變成金剛芭比。

首先，頂級的專業健身選手（以及那些妳在健身房見過的大隻佬）都使用類固醇或其他禁藥。若非有藥物幫助，人體是不可能堆積出那樣的肌肉。

對大多數人而言，起初數週出現些肌肉相當尋常，但之後身體就會適應，並且減緩生長至合理、穩定的狀態。

在頭三個月之內，進步極多的女性可能會增加1.5磅的肌肉。搭配上良好飲食，除了肌肉增長外，視個人狀態還會減少6-18磅的脂肪。之後，女人基本上缺乏維持肌肉體積生長的賀爾蒙（其實男人也沒有）。所以，新增肌肉會透過新陳代謝提升幫助妳減去更多脂肪，徒手重量訓練不會繼續增加妳的肌肉大小，只會帶給妳新的曲線。

肌力訓練不會造成巨大的肌肉，關鍵是要克服媒體渲染的錯誤和不實的恐懼。那些不靠藥物做肌力訓練的男人，每增加一毫米肌肉都要大肆慶祝。那是因為肌肉真的很難增加，對欠缺睪酮素的女人而言更是難上加難。基本上，妳是無法變得渾身都是肌肉。

那重複次數又是怎麼一回事？

妳的身體或是特定的肌肉都不會因為重複次數多就變得更線條分明。重複次數多的緊實運動很難改善肌肉結實度，對燃燒脂肪或是增加肌肉的效

果都很差。原因在於這些重複次數只會發展那些較弱、反射慢的肌纖維。

男人經常為了增添槓鈴片而忽略了精準，女人往往是為了追求精準而忘了挑戰。

再說一次，肌肉的大小和覆蓋在上面的脂肪決定了肌肉的精瘦度。想要擁有精瘦的體態，就必須要做最有效增加肌肉和燃脂的運動。答案就是採取3-12次高強度肌力訓練，並且正確飲食。重複次數多並不會燃燒更多熱量，反而會因為增強了不需太多熱量的肌肉，減少了燃燒的卡路里。

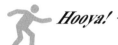

Hooya!

無論是新手還是頂尖運動員，設計良好的健身計畫大約每周只需要九十分鐘的肌力訓練即可。

超過這個時數的活動都應該是幫助復健的輕量運動，或是針對特殊運動項目的訓練。例如，足球愛好者就踢足球。超時運動只會延緩復原，並且減緩進步。妳的肌肉和身體不是在運動中變化，而是在休息時改變。別製造更多障礙。妳可以認真鍛鍊，但是要聰明地鍛鍊。為自己保留珍貴的復原時間，而不是過度壓迫自己。

男女鍛鍊需求不同的迷思

我並不喜歡說壞消息，但是許多女性採行的肌力訓練根本就無效。健身機器一台一台地用，採用毫無挑戰性的磅數，效果只會在頭兩個月出現，而且很有限。但是老實說，除了躺著不動之外，幾乎做任何活動都會有相同的效果。

男女有不同的賀爾蒙，通常健身目標也不同。可是達成不同目標的最佳方式卻並無不同。

大多數女性不追求粗大的手臂，而是要全身緊實，尤其在大腿、腹部和臀部——這也是最難維持的部位。諷刺的是，妳做的訓練就和那些想要擁有大肌肉的男人做的一模一樣。

因為女性缺乏讓男性擁有大肌肉的賀爾蒙，大多數女人無法達成男性的目標。相對的，她們會擁有更精瘦、結實的身體。

儘管女性的肌肉不會因肌力訓練而變得像男人那樣大，讓女性肌肉變得更大、更強壯點的刺激卻和男性相同：用越來越大的工作量讓肌肉超載。

女人在運動時往往忘記她們的手臂。有些女性總是無法理解，如果像運動下半身那樣運動上半身，她們的腹部會變得更緊實，因為這會增加整體的肌肉量。

隨著年齡增長，妳的身體會因為新陳代謝減緩造成的肌肉損失而變得軟趴趴。一般而言，在三十歲後，女性每十年就減少百分之五的肌肉量。這會導致每年增加2.2磅（約1公斤）的體重。一般咸認，四十歲以上、活動量低的女性肌肉損失速度是活動量低男性的兩倍。

但是僅僅三磅肌肉所需的卡路里就可以遏止並逆轉體重增加的趨勢。這會隨著年齡增長變得越來越重要。正因為女性缺乏讓男性維持肌肉量的睪酮素，肌力訓練的好處對女人更形重要。

這一切不全是為了好看而已。有效的肌力訓練能促進骨密度、關節彈性、平衡感、協調性、柔軟度、穩定性、力量和心肺耐力，進而降低關節炎、骨質疏鬆（女性的風險高於男性）、病態肥胖、憂鬱、背痛、失眠、性慾減低、姿勢不良、受傷和失能，以及其他病痛的風險。強化肌力甚至

可以降低血糖和膽固醇，降低心臟病和第二型糖尿病的風險。

　　這麼說吧，摔跤是導致六十五歲以上年紀者無法獨居的最主要原因。隨著肌力降低，穩定性也隨之而去，進而增加了摔跤的機率，也讓妳更無法應對隨之而來的衝擊。

　　趁著年輕時運動是最佳的預防，而且永遠都不嫌遲。任何年齡都有改善的可能。七、八十歲的女性仍舊可以透過重量運動強化重要的肌力。

　　隨著年齡增長，肌力才是維持妳生活品質的基礎，重要性遠超過其他身體或財務上的因素。肌力訓練非常實際，狀態恆穩的有氧運動則否。強壯，能讓妳輕鬆過生活。

Hooya!

　　有肌肉的纖瘦女性和缺乏肌肉的纖瘦女性外表看起來大不同。後者往往和看起來更胖的女性有相同的體脂比例，但是因為缺乏顯著的肌肉，所以顯得瘦。她們通常就是「泡芙人」，也往往是做有氧運動和減少卡路里攝取減重的結果。這也是另一個不要去在乎體重減少，而是專注在身體組成和表現的理由。

2 徒手重量訓練是得到最佳生理狀態的關鍵

大家對徒手重量訓練常有的錯誤概念就是選擇有限。伏地挺身、引體向上、仰臥起坐，此外就想不出來了。我告訴妳，單僅本書內就有125種不同的訓練和變化，更別提在《你的身體就是最好的健身房》裡還有更多。

也有些人認為，徒手重量訓練無法運動到某些肌肉群。又錯了。每一組肌肉群，包括妳還不知道它存在的肌肉群，都可以不用器材運動到。

我的重量訓練採用多關節運動，盡可能同時讓許多肌肉施力，這比其他類型的運動更有效率。使用大多數健身器材或是舉重運動，妳不是坐著就是躺著獨立運動特定肌肉群。如果妳計畫要運動全身，這麼做就實在太費時了。除非妳喜歡在健身房浪費不必要的時間，只獲得普普的結果，否則這實在沒道理。

分離動作也使得妳必須另外花時間做有氧運動，因為單獨使用某個肌肉群真的耗不了多少氧氣。可是，那些需要許多大肌肉和穩定性的小肌肉同時參與的運動卻需要大量的能量，這意味著心臟必須更努力工作。心臟支援肌肉，兩者該如同在現實生活中一般同時接受挑戰。

要記住，形體建立於功能之上。功能性的徒手重量訓練是發展出妳想要

擁有的胴體的最佳方法。

我的健身計畫的六大原則

現今最廣為採用的健身計畫有著基本上的缺陷，並且缺乏計畫性結構。老實說，幾乎任何運動都會在起初一、兩個月出現成果。真正的試煉，是在之後。

我的健身計畫是有史以來第一個結合了徒手重量訓練和經過測試的結構性肌力訓練的方法。然後，我付諸實行、微調，並且強化了以下六大原則，為妳在最短時間內創造出改變。

1. 合理性與規律性

大多數傳統的肌力訓練計畫都把不同的部位分開練習，每周訓練一次。這意味著，妳每隔七天才做一次最有效的多關節運動。

我的計畫讓妳專注於最有效的動作，並且一周訓練三次。這表示妳將會花費更少的珍貴時間，但是強化更多肌力，燃燒更多的卡路里。

2. 超載

隨著進步和身體的適應，妳需要更多壓力才會進步。我的計畫從短暫、輕鬆的運動開始，逐漸增加難度。在適當時機採用正確的壓力是我精熟的科學，將能幫助妳變得更精瘦、強壯。

3. 復原

開始的時候，因為施加的壓力很少，妳從練習中復原只需要兩天。但

是隨著身體的改變和適應，妳會需要增強壓力，相對的也需要更多復原時間。我在運動強度和量的變化，使得妳有更多復原時間，並且能避免運動效能減損。

4. 進展

為了要給妳恰當的挑戰，我把書中125個動作分為五種運動（拉的運動、深蹲運動、直線推舉運動、垂直推舉運動、彎曲運動），從簡單到困難排列。讓妳可以計畫性地克服最艱難的運動。

5. 變化

變化並不是每次都做不同的運動。變化是發揮在強度和量上。

我根據變化的壓力和復原需求，創造出三種不同的運動方案。每個方案進行時間為四週。

週期 1

讓妳嘗試不同的運動。在學習新運動的階段，妳會看到許多不同的變化。

週期 2

一開始就是較艱難的訓練，將復原運動排在週間，並且提供能測量進度的週末運動，讓妳好好鍛鍊一番。讓妳在不能選擇新運動的階段，每週做不同的進度。

週期 3

一週間有三個艱難的運動，讓疲憊感殘留到下周。接下來將會是兩個

低量的運動，讓妳在復原之際並不會喪失原本的訓練成果。進度設計為雙週。

6. 個別性

人的復原力決定於基因、睡眠、飲食、環境壓力和不同進展。這些因素會決定這三個週期對妳的有效長度。

有經驗的徒手重量訓練運動員無法像全然新手一樣停留在週期1。相同的，技巧較嫻熟的運動員也無法像生疏的同伴那樣維持在週期2的進度。在第71頁上可以找到週期轉換的適當時機。沒有一體適用的運動週期，我會幫妳找到正確的！

無論程度，任何不熟悉這個訓練計畫結構的人應該都可以採用任何週期，並且在一個月內看到進展。

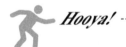 *Hooya!*

會做才能專精

利用機器讓妳善於利用機器。除此之外，無它用途。

我們的鍛鍊必須能反映現實世界的需求才算有效。徒手重量訓練讓我們的整體就像日常生活一樣自然地運作。

不要浪費時間去學習使用健身器材，應該要善於使用妳隨時擁有的身體。

3 不忘初心

在一個囊括上千名來自五十州女性的全國性調查裡，我們發現「缺乏動機」是女性不運動的第二大原因（「沒時間」是第一大理由，但是我的計畫克服了這一點。）有些人說她們需要伴侶一起運動，有些人需要團體。有些人說競爭讓她們不斷地進步，有少數女性承認除非有人逼迫，否則她們完全不運動。提高工作上的精力和專注力不過是我的運動計畫的好處之一，但是我並不想在此用鈔票誘惑妳。

就我認識的每一個人，成果是唯一的動機。俗話說眼見為憑，妳看到體態的改變，於是妳的努力和積極態度得到了動能。

隨著訓練的進展，妳會看到成果：嶄新的線條、全新的體態和新生肌肉的曲線，還有前所未有過的結實。妳的身體會改變。只要堅持下去，妳會變得更漂亮，並且會維持下去。

只要按著我的運動計畫，妳就會獲得夢想中的曲線。要花多久的時間，就看妳的距離有多遙遠。思考一下現實的案例：

安的體能狀態不錯，130磅（約59公斤），20％的體脂肪。做了我的計畫兩個月後，她用三磅的肌肉取代了六磅的脂肪，儘管磅秤說她只減少了三磅。但是在兩個月之內，她的體脂肪從20％降到15％。單純減少三磅的體脂就讓體重減少25％！新的肌肉還強化了她的新陳代謝率。

　　安的身體組成改變相對輕鬆，卻非常重大。這改變了她的外表、新陳代謝率、體能，還有整體不斷進步的能力。

　　再看看瑪莉。她的體重是230磅（約104公斤）。我的肌力訓練計畫她堅持了兩個月，每天都量體重。做過那麼多艱困訓練才減少區區九磅，她感到十分灰心。她目前是221磅（約100公斤），距離目標很遙遠。雖然她增加的三磅肌肉非常真實，但是她根本看不到，因為上面仍覆蓋了大量脂肪。她的士氣低落，接下來就用盡各種理由不運動。她不但復胖了，還慢慢回到長期病態肥胖的狀態。

　　其實瑪莉的進步比纖瘦的安來得大，儘管用肉眼看不出來。瑪莉不知道她不但減重了，肌力也增強了。聽起來也許改變不多，但是她的身體組成變化相當大。她減少了十二磅的脂肪，增加了三磅的肌肉。這提升了她的新陳代謝率，讓她有機會獲得更大的成效。如果瑪莉繼續運動，她的成功會像滾雪球般越滾越大：她會獲得更多肌肉，能做強度更大的訓練，然後隨著時間進展，每週燃燒更多的脂肪。減重會變得越來越容易。

　　瑪莉不會變成金剛芭比！要明白，在頭三個月的肌力訓練後，因為肌肉成長而增加體重的趨勢將會顯著減緩，卻會隨著脂肪減少加速讓體重下降。

　　這和大多數人的做法不同。通常人們在減少脂肪同時也減少了肌肉，這或許能滿足妳在磅秤上看到較小的數字，卻會使得長期的成功變得遙不可及。

　　瑪莉減掉一百磅體重需要時間，但是確實會實現。妳可以並且將會擁有夢想中的胴體，不過如果妳距離目標很遙遠，就必須耐心等待，真實且持續的改變終會來臨。

我知道，實在是爛透了！等待爛透了。但是，累積十年的問題基本上是不可能在兩個月內就神奇地解決掉。沒有什麼能做到，沒有藥丸、裝置或是飲食計畫能辦到。透過我的計畫，妳將會減去真正的脂肪，並且生成真正的肌肉，以確保那些脂肪不會再長回來。

記住，一磅肌肉占用一磅脂肪一半的空間。所以，如果妳在腰部減少三磅脂肪，這個量會比妳增生肌肉，讓三頭肌和腿部變結實的效果更顯著。

面對令人生畏的磅秤和說實話的魔鏡

正如安和瑪莉的案例顯示，磅秤並不會說出完整的真相。挑戰自己在頭兩個月的訓練期間避開磅秤，然後之後每個月最多只量一次體重，或是有其他必要理由的時候再量。除此之外，根本沒有用磅秤的必要。磅秤既不能顯示妳想要的數字，更無法反映出妳真正的進步。

我不但建議妳不要用磅秤，更希望妳把它扔掉或是捐出去。磅秤真的不是很好的進步顯示器，尤其對女人而言，因為女人的體重可能因為水腫而上下起伏達六磅之多。

要設定表現目標，而非重量目標。讓自己挑戰以最快速度完成我的訓練進度。一旦妳的表現像個運動員，就會有運動員的體態。

每天照鏡子實在不是妳的身體組成在這個訓練計畫中改變的指標，但是可以考慮在做我的訓練計畫之前拍張照片，然後在兩個月的每週三次訓練後拍一張。我打賭，妳絕對會看到像電視廣告上那樣戲劇性的改變。想要宣揚自己偉大的進展嗎？把妳

的之前與之後照片傳送到 www.marklauren.com，讓大家都看到妳的新體態！用這些照片更進一步地督促自己更進上層樓——把妳的「之前」照片貼在書後的空白頁上，然後在短短兩個月後，貼上「之後」照片。

我們很難不去關注自己的外貌。但是令人生畏的磅秤難以顯示妳的進步，鏡子也不行。大多數人無可避免每天會照鏡子，有些人能充分利用鏡子的虛榮——把鏡子當作鞭策，提醒自己繼續努力。如果妳是那樣，就繼續照鏡子吧。

但是要明白，因為每天都照鏡子的關係，反而會讓我們忽略了長時間的真正變化。藉由我的計畫和飲食建議，妳的身體絕對會逐週逐月地改變，但是妳不可能每天看到明確的變化。

衣物的合身度是比較好的標誌。一段時間後，妳會注意到它們不一樣了。妳的襯衫會變得比較寬鬆，長褲變垮了，尤其在腰和臀的部位。無論衣著是否提醒妳，妳周圍的人都會注意到。

不再找藉口

經過漫長的一日後，有時候我只剩下拿起遙控器的力氣。躺在沙發上，打開電視和最喜歡的節目一起歡笑，實在是太棒了。網路、臉書、手機，都是甜蜜的誘惑。我的朋友正在街角的酒吧享受歡樂時光，我卻得運動⋯⋯為什麼？我答應自己明天早上一定會補償今晚沒做的運動，但是等到天亮時，貪睡按鍵就成了人類最偉大的發明。

別忘了，每天都有一千零一個拒絕運動的理由，等一下再做也不會比現在開始做更容易。妳絕對要抗拒一切。關掉手機，排開工作、家庭、朋

友，和一切會阻礙妳擁有更好、更健康生活的東西。別擔心，等到運動結束後，妳會精力充沛地回來，準備好迎接所有挑戰。但是現在、這一刻，是屬於妳的時間。世界可以等一等。

我訓練的部隊面對子彈和炸彈的即刻危險，但其實我們每個人都面對著行動不便和疾病的長期危險。我的計畫有助於預防這兩種危險，但是妳必須暫時放棄舒適和習慣，妳打定主意要一步步透過做新運動變得更健康，這件事比妳可能得面對的疲憊或是壓力來得重要。為了更美麗、更健康的未來，妳要做微小、短暫的犧牲。

不要再有藉口！不要翹掉運動或是承諾自己等一下再做。跳過一次不做，未來要開始做可能更難。我見過太多次了：放棄過一次，妳更容易再次放棄。同樣的，每推開一次藉口，妳的決定就更堅定了。妳現在的行為影響了未來的行為。進化吧：戰勝生命中龐大的藉口，讓勝利成為一種習慣。

寫下來吧

我要妳把每天阻礙妳達成目標的藉口都寫下來。分成兩欄，一邊是目標，一邊是藉口，看看妳自己有多常用微不足道的藉口來阻礙自己達成目標。

經過一段時間，當妳看到我的運動計畫帶來的結果，藉口就會消失了。但是在開始的時候，把它們記錄下來！在妳每天運動前，盡可能寫出目標旁邊的藉口。我在本書後面附錄了幾張「目標／藉口」空白表格。剪下來使用，貼在妳每天都可以看得到的地方！只有先克服了自己最爛的藉口，才可能達到目標。

　　大事、小事，還有中間的廢事都會跑出來。要記住，生命中比妳的健康和美麗還要重要的事並不多。發揮自制力，不要讓藉口控制妳。

讓藉口主控時，妳會

情緒不佳	骨密度降低
焦慮	關節炎
緊張	行動不便
無聊	心臟病
憂鬱	糖尿病
失眠	直腸癌
性慾差	病態肥胖
軟弱	次等生活
背痛	

自己主控時，妳會

減脂	平衡感改善
看起來更棒	儀態更好
感覺更好	協調性更佳
精力提高	柔軟度提升
更結實的胴體	穩定性提高
壓力減少	更好的心肺耐力
自信心提升	更精實、強壯的妳！

　　還需要更多激勵嗎？以下是七個幫助妳跨越障礙的概念和做法。

1. 妳已經開始了

拿起本書可能是這個運動計畫最困難之處。妳已經決定要獲得今生最棒的體態。

第二困難的是展開運動生活。我們在阿富汗的營區設立了一個暱稱為「監牢健身中心」的臨時運動中心。我最近去造訪的時候，一名空軍弟兄說得最貼切：「一旦開始就沒問題了。最困難的是從我的床走到健身中心的三十英尺路。」

從沙發上起身，邁出第一步！此後就簡單了。

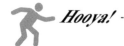 *Hooya!*

情況危急的時候

正如每天都會有許多小藉口，真正的理由偶爾也會浮現：讓妳無法迴避的體能狀況、懷孕末期、摯愛離世……這些都可能會發生在妳我身上。當然，這時候妳可以暫停。

不過我必須承認，有時候體能訓練正是讓我面對生命中最艱難時刻的力量。不過這是很個人的決定，有時候極度的情緒或是生理壓力會導致我們無法運動。那就休息一下。等到妳再度做好準備，訓練計畫仍會在那裡等妳。

我得提醒的是，不要在這些不可避免的生命事件中耽溺太久。一旦生理和心理可以接受運動回到日常生活，最好就繼續鍛鍊。重建身體也有助於重建妳的精神。

2. 享受運動的樂趣

　　許多人覺得運動實在很無聊。如果妳每天花一個多小時做同樣的事，當然會無聊！老實說，我寧可每天花一個小時在公務機關排隊，也不想花相同的時間用橢圓機讓自己處於燃燒脂肪區。

　　我的運動計畫每天每週每個月都不一樣。在學習新動作時，妳會感受到趣味，不必不斷反覆地做同樣的動作。

　　天氣好的時候就在戶外做。陽光和新鮮空氣對精神和動力有許多好處。

　　不論在哪裡運動，既然由妳做主，就把音樂開到妳高興的音量。如果有妳想看的節目，就打開電視吧。只要確定不會影響到每個動作應該要做到的強度就好。

　　當然，最值得注意的是妳自己。妳在學習新動作，妳變得更精瘦，更有運動神經。而且真正的樂趣不在運動期間，而在之後的休息時間。妳會覺得自己很棒並且看起來很棒，這就是樂趣。做完我的短暫運動會得到巨大的收穫：壓力沖散、身心重獲精力、自信心提高，讓妳身心舒暢的腦內啡在全身流竄。這一點都不無聊。

　　「我加入運動課程並且通常跟隨健身教練運動，因為我相信他們的知識。」

　　　　　　　　　　　　　　　　　　——24 歲研究生凱莉，密蘇里州春田市

　　有些人覺得獨自運動的最大障礙是在缺乏「專家」告訴他們如何做正確並且有效的肌力訓練。根據我個人經驗，大多數的健身房教練不過是將他們知道以及喜好的少數動作隨便組合在一起。大多數人不知道，其實大多數的教練缺乏專業，要取得

個人健身教練的證書有多容易。

真相是，遵循本書詳細的圖片與動作解說，妳獲得的會比大多數教練能給妳的更多。我會告訴妳到底要專注於哪些基本運動，以及如何微調。我會引導妳理解微妙的變化，讓這些動作做得更完美，讓妳立基在紮實的基礎上。-------------------

3. 找到屬於自己的時間

每天設定固定的運動時間對大多數人有幫助，包括我在內。找出時間，然後堅持下去。

千萬不要想「我先看看有沒有時間」，或者「我試著之後再把它塞進去」，這樣妳永遠不會開始。和自己約會，然後要對自己負責。若是運動時間能符合妳的作息，那就棒極了。

妳的生計仰賴別人創造工作時間給妳，生理學決定了睡眠的時間，飲食和娛樂都限定了妳可以享受的時間。但是，只有妳能創造並主宰自己的運動時間。

永遠不會有完美的運動時間和條件。妳必須要創造這些條件，一如我們時時刻刻都會創造出不運動的藉口。

4. 大聲說出來

在每個星期一早上大聲地告訴自己，妳這個禮拜會完成所有我的運動計畫。要很明確。告訴自己妳會在自己設定的三天內運動，例如：「我會在周一、周三和周五完成本周的運動。」

聽起來很可笑，但是研究顯示，這樣的簡單宣示可以讓妳的運動量大增。做這件事讓你明白地理解自己的計畫，並有助於實踐計畫。

5. 擁有自己的全身健身中心

妳可以在任何地方做我設計的運動，在固定場所做會更好。不管那是妳的客廳、臥室、辦公室、車庫，或是花園，找一個最適合最方便做運動的地方。每天那幾分鐘，讓那個地方成為妳的私人健身中心。熟悉一個地方和可以利用的運動工具——座椅、門框等等，可以讓做運動變得更輕鬆。

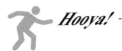 *Hooya!* --

拆除障礙！

脂肪是很真實的生理障礙，唯有妳才能築起和拆除。肢體健康就是這世上最大的親密關係障礙。妳確實是在層層堆疊（脂肪）和建構隱藏自我和排拒伴侶的高牆。換言之，健康的身體是世上現有的最強大刺激。--

6. 發揮想像力

冒著風險照鏡子，但是千萬別停止想像妳想要的模樣。想像妳的目標是實現的第一步。

如果妳想要變得更瘦、擁有更纖細的腰身、結實的手臂和雙腿、堅挺的臀部，那麼妳就應該要盡可能詳細地想像妳心中的模樣和感覺。

讓自己相信並且相信自己。把妳將從運動中獲得的好處形象化，並且將之實現。

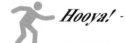

Hooya! --

單飛

千萬別誤會我的意思，和搭檔或是團體一起做我的運動計畫很棒。我也和特種部隊成員或是我的女朋友一起運動，但是妳絕對不要仰賴某個夥伴才運動。這會變成一種依賴，當他們不在的時候會變成妳不運動的藉口。拋棄這種依賴吧。除了妳之外，不應該需要另一個人督促或是讓妳對運動負責，徒手重量運動員永遠只應仰賴自己。妳的健康不是團體活動，妳的生命屬於妳自己。唯有妳，能夠讓它發揚光大。

「我獨自健身，因為沒有人像我這樣瞭解我的身體。我是唯一活在這軀體中的靈魂！」

——四十一歲的對沖基金律師珍妮佛，紐約市

「運動是享受單獨時光的好時機，有極高的生產力。我的工作一整天都要面對人，刺激性太高了，所以獨自運動讓我有機會獨處，也可以稱為充電時間。」

——六十三歲的作家克里斯，路易斯安那州紐奧爾良

----

7. 達成目標

要記住，愛漂亮走的路有限。

瞭解自己為什麼要運動，認同那些理由。把它們寫在紙上，貼在妳最有可能看到的地方：浴室鏡子、冰箱或是運動的地方。這會每天提醒妳運動的目的，並且完全接受這些目標可以實現。只要每天該運動的時候都運動，它們都會成真。

把目標放在瘦大腿，或是穿上那件漂亮的新洋裝，讓自己在新戀情、新

工作、新計畫中顯得漂亮，或者只是比妳的朋友漂亮，這些目標當然都可以接受。但是妳要自問，為什麼運動是妳生活的積極面，運動會如何改變妳和周遭世界。這些將會成為妳立即、長期，並且意義十足的目標，推動著妳向前進。想像一個更好的未來，妳將會越來越有完成的動機。

PART 2

「妳的身體就是最好的健身房」運動計畫

4 妳的鍛鍊時間表

妳會發現本書中所有運動都是根據運動種類組織，包括：拉的運動、深蹲運動、直線推舉運動、垂直推舉運動和彎曲運動。在這些範疇內，程度逐漸從簡單晉級到困難。困難度不在於添加重量（不論是在機器上或是使用啞鈴），而是透過槓桿作用、停頓或是單腳或雙腳來改變動作強度。

槓桿作用

以伏地挺身為例。將雙手放在流理台上，伏地挺身相當簡單。將雙手放在越來越低的表面上，做起來就越來越困難，直到將雙手放在地上，兩腳抬高時最為困難。

停頓

在動作最困難的時候停頓，會增高動作的困難度。在深蹲的時候停頓兩秒會讓這的動作變得更困難。

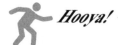 *Hooya!* --

　　「妳的身體就是最好的健身房」運動計畫讓妳不用再猜想這個訓練到底應該怎麼做。妳會完全清楚開始的動作，該如何做，什麼時候該做更難的練習。部隊曾教導我：「有系統和計畫，你才會構成威脅！」妳將會迅速克服前所未達的運動和目標，不自然地在健身器材間隨意轉換的日子已成為過去。--------------------------------

從雙肢變單肢

　　從雙肢運動變成單肢運動就會讓困難度提高。深蹲變成輔助單腳深蹲就困難多了。

　　妳在第6章中會看到所有以類型組織的運動和其詳細內容。每個運動都有標示次數，也就是妳應該要做的次數。但是在開始運動前，我要先介紹運動的時間表和方案。

運動時間表的五大元素

　　妳的鍛鍊時間表有五個簡單的元素：鍛鍊日、運動類型、組數和次數、動作、間隔。起初會看起來有點複雜，但其實很容易理解。且讓我拆解說明：

1. 鍛鍊日

　　妳每周都要鍛鍊三次，中間間隔一天休息。要如何分隔鍛鍊日子完全由妳決定。我喜歡在周一、周三和周五鍛鍊。

　　檢視鍛鍊時間表時，最左邊的一欄要注明鍛鍊的日子。

範例：

鍛鍊日	運動類型	組數和次數	動作編號	間隔時間
第1天	拉的運動	2×12	3	2分鐘
	深蹲運動	2×12	5	3分鐘
	直線推舉運動	2×12	5	2分鐘
	彎曲運動	2×12	5	3分鐘

2. 運動類型

記住，在我的鍛鍊中有五種運動類型：拉的運動、深蹲運動、直線推舉運動、垂直推運動和彎曲運動。在妳的時間表上，運動日期的右邊那一欄會告訴妳應該要採用哪個類型，以及進行的順序。

範例：

鍛鍊日	運動類型	組數和次數	動作編號	間隔時間
第1天	拉的運動	2×12	3	2分鐘
	深蹲運動	2×12	5	3分鐘
	直線推舉運動	2×12	5	2分鐘
	彎曲運動	2×12	5	3分鐘

3. 組數和次數

在運動類型的右邊會告訴妳要做幾組，每組要重複幾次。

一個完整的動作是一次。一組是一連串不間斷的次數。

第一個數字是組數，第二個則是次數。例如：2×12是兩組，每組12次重複動作。這表示妳應該做12次相同的動作，略加休息，然後再做一組12次的重複動作。

範例：

鍛鍊日	運動類型	組數和次數	動作編號	間隔時間
第 1 天	拉的運動	2×12	3	2分鐘
	深蹲運動	2×12	5	3分鐘
	直線推舉運動	2×12	5	2分鐘
	彎曲運動	2×12	5	3分鐘

4. 運動動作

這裡需要稍微用點心。作息表不會告訴妳到底該做哪個特定運動，妳必須在動作編號欄下填入適合妳做的動作編號。運動計畫中的頭兩項運動會評估妳適合哪些動作。

範例：

鍛鍊日	運動類型	組數和次數	動作編號	間隔時間
第 1 天	拉的運動	2×12	3	2分鐘
	深蹲運動	2×12	5	3分鐘
	直線推舉運動	2×12	5	2分鐘
	彎曲運動	2×12	5	3分鐘

5. 間隔時間

最右邊一欄告訴妳做每個運動類型之間的間隔時間，也是做每一組動作之間的間隔時間。

所以根據下列時間表，妳將在間隔時間開始的時候開始練習，並做完指定的次數，然後休息到間隔時間結束，接著開始做下一組。做兩分鐘間隔的運動，如果第一組拉的運動花了一分鐘完成，那麼妳在第二組開始前還有一分鐘可以休息。假設第二組動作也只花了一分鐘，那麼妳在做下一個類型和第三組動作前還有一分鐘可以休息。

第二種運動類型是深蹲，這有三分鐘的間隔時間。妳做一組，然後三分鐘剩餘的時間都可以休息。例如，如果一組動作花掉45秒，那妳就可以休息2分15秒，然後就必須開始做第二組深蹲動作。

然後繼續做以兩分鐘間隔的直線推舉運動。

最後要做彎曲運動：每組做三分鐘。

範例：

鍛鍊日	運動類型	組數和次數	動作編號	間隔時間
第 1 天	拉的運動	2×12	3	2分鐘
	深蹲運動	2×12	5	3分鐘
	直線推舉運動	2×12	5	2分鐘
	彎曲運動	2×12	5	3分鐘

這真的很簡單，只要注意什麼時候開始做一組動作即可。如果妳用手機上的計時器，可以在0：00到2：00之間做拉的運動，在4：00到7：00做深蹲，在10：00到12：00做直線推舉，在14：00到17：00做彎曲動作。

同樣的，如果妳用手錶或是時鐘，就挑一個開始的時間，譬如12：10吧。先做一組動作，休息，然後在12：12開始做第二組⋯⋯然後在12：27做完最後一組彎曲動作。

只要十八分鐘，然後結束了！

進階

只要可以姿勢正確地做完所有指定運動類型的次數，妳就可以進階到下一個動作了。只要在目前的動作編號旁畫個向上的箭頭，妳就會明白，下一回做到那個運動類型時要進階。

下表的鍛鍊日要求每個運動類型都要做兩組12次。

以拉的運動為例，如果妳做3號動作，以正確的姿勢完成兩組12次，妳就可以在完成第二組時，在3的旁邊畫個向上的箭頭，這表示妳下一回在做拉的動作時要做4號動作。

然後，妳繼續做4號動作，直到妳可以在限定時間內以正確的姿勢做完，那時就是再度晉級的時候了。

範例：

鍛鍊日	運動類型	組數和次數	動作編號	間隔時間
第 1 天	拉的運動	2×12	3↑	2分鐘
	深蹲運動	2×12	5	3分鐘
	直線推舉運動	2×12	5	2分鐘
	彎曲運動	2×12	5	3分鐘

5 預備，開始！

按照我的運動計畫，妳的首要目標是找出各個運動項目中妳能反覆做完12次的最困難動作，這就是妳的期初評估。一旦知道要從哪裡開始，就可以開始妳的四週週期了。

試著以正確姿勢完成12次62頁所列出的運動項目的第一組動作。

成功的話，就跳到3號動作，再做12個。繼續做12次下一個奇數動作，直到妳無法以正確姿勢完成。

妳的第一週期的第一個運動，就是每個運動項目中最後一個能成功做完12次的項目。

例如：

在拉的運動中，如果妳成功做完12次1號動作，3號卻無法反覆做完12次，就採用1號做為妳第一天的鍛鍊項目。

做深蹲運動時，如果妳成功做完1號、3號和5號各12次，卻在做7號的時候無法維持正確姿勢，妳就要採用5號。

當妳的姿勢開始變差，那個運動項目的評估就結束了。新手的肌肉在無法承擔的時候，姿勢會變差。這可能是因為平衡感、柔軟度、肌力不好，或是像我一樣天生笨拙。

運動之間至少休息一分鐘，沒有時間限制。如果妳要暫停去閱讀運動說

明也別著急。還有，別忘了先暖身。

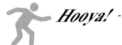

Hooya! --

正確暖身

傳統的靜態拉筋並不是真正有效的暖身。此外我也希望妳可以順利地做出最困難的動作，不要浪費時間和精力。

不論要做哪一個項目的 1 號到 5 號動作，直接先原地踏步一分半鐘，休息 30 秒，並且在開始運動前重複一次。

在期初評估時都要採用這種暖身法。

一旦開始做運動項目中 6 號或更高階動作時，就連續做以下運動項目中的 1 號動作 6 次。

1. 拉的運動（1 號是雙腿微彎讓我進去，見 76 頁）

2. 深蹲運動（輕緩相撲深蹲，見 91 頁）

3. 垂直推舉運動（雙手位於胸骨推舉，見 117 頁）

4. 彎曲運動（早安，見 129 頁）

喘口氣，再做兩個循環。在三個循環後，妳就準備好要開始鍛鍊了。暖身時間應該不超過五分鐘。隨著妳的進步，或者妳已經不是新手，可以選擇更困難的暖身動作。

就位、預備、起！

好了。正如我們在部隊中所說：「妳已經達到執行殲滅任務的沸騰點了！」妳的標靶？軟趴趴和軟綿綿。該是運動的時候了。利用以下作息表做妳的初期評估。

初期評估			
鍛鍊日	運動項目	組數和次數	以正確姿勢完成的最後動作
評估日1	拉	奇數動作12次	
	深蹲	奇數動作12次	
	垂直推舉	奇數動作12次	
評估日2	直線推舉	奇數動作12次	
	彎曲	奇數動作12次	

週期 1

現在妳知道初期要做哪些動作了。利用以下進度表做妳初始四週的運動記錄。

週期1：第一周

鍛鍊日	運動項目	組數和次數	動作編號	間隔時間
第 1 天	拉	2×12		2分鐘
	深蹲	2×12		3分鐘
	直線推舉	2×12		2分鐘
	彎曲	2×12		3分鐘
第 2 天	拉	2×12		2分鐘
	深蹲	2×12		3分鐘
	垂直推舉	2×12		2分鐘
	彎曲	2×12		3分鐘
第 3 天	拉	2×12		2分鐘
	深蹲	2×12		3分鐘
	直線推舉	2×12		2分鐘
	彎曲	2×12		3分鐘

週期1：第二周

鍛鍊日	運動項目	組數和次數	動作編號	間隔時間
第1天	拉	2×12		2分鐘
	深蹲	2×12		3分鐘
	垂直推舉	2×12		2分鐘
	彎曲	2×12		3分鐘
第2天	拉	2×12		2分鐘
	深蹲	2×12		3分鐘
	直線推舉	2×12		2分鐘
	彎曲	2×12		3分鐘
第3天	拉	2×12		2分鐘
	深蹲	2×12		3分鐘
	垂直推舉	2×12		2分鐘
	彎曲	2×12		3分鐘

在妳準備要進階的動作旁邊注記↑

週期1：第三周

鍛鍊日	運動項目	組數和次數	動作編號	間隔時間
第1天	拉	3×10		2分鐘
	深蹲	3×10		3分鐘
	垂直推舉	3×10		2分鐘
	彎曲	3×10		3分鐘
第2天	拉	3×10		2分鐘
	深蹲	3×10		3分鐘
	直線推舉	3×10		2分鐘
	彎曲	3×10		3分鐘
第3天	拉	3×10		2分鐘
	深蹲	3×10		3分鐘
	垂直推舉	3×10		2分鐘
	彎曲	3×10		3分鐘

週期1：第四周

鍛鍊日	運動項目	組數和次數	動作編號	間隔時間
第 1 天	拉	3×10		2分鐘
	深蹲	3×10		3分鐘
	垂直推舉	3×10		2分鐘
	彎曲	3×10		3分鐘
第 2 天	拉	3×10		2分鐘
	深蹲	3×10		3分鐘
	直線推舉	3×10		2分鐘
	彎曲	3×10		3分鐘
第 3 天	拉	3×10		2分鐘
	深蹲	3×10		3分鐘
	垂直推舉	3×10		2分鐘
	彎曲	3×10		3分鐘

在妳準備要進階的動作旁邊注記↑

週期 2

和週期1的指示完全相同，只不過加入了「爆發力練習」。

重點要放在技巧完美和快速、強大的收縮，並且盡可能完成核心（向上）運動。這是動作的正向面，不管推或是拉，總是做向上的動作。例如伏地挺身是將身體往上推舉，引體向上是把身體往上拉抬。從戰士的角度而言，妳是讓上半身往上移動。

以妳最快的速度做核心運動！以最大核心速度和完美姿勢做完，這些運動就會發揮效能。

運動的負向面就是妳完全不能停頓。

妳讓運動神經參與並且徵召更多肌肉纖維加入的能耐就在於練習。隨著

這項能力演進，爆發力練習會需要更多修復期，所以相對容易的第二個鍛鍊日就變得不可或缺。

以一分鐘的間隔時間做每組爆發力練習，10組都只做3次，也就是每個運動10分鐘。

對自己負責

針對每個運動項目都寫下初期評估時無法完成的動作，做了多少次。然後把這些有點困難的動作貼在 www.marklauren.com 論壇中的「目標與進度」裡。

如果妳想要對自己負責，這也是貼上自己目標的地方。我要妳在兩個月後再做這些當初做不到 12 次的動作，盡可能做，然後將做到的次數貼在妳原來次數的貼文上。妳會大吃一驚！

進階

在週期2的時候，妳必須進步到每週第三天能有一個動作做到3組9次。這個週期以週為評量進步的基礎。妳應該在每週第三天可以畫一個向上的箭頭！

週期2：第一周

鍛鍊日	運動項目	組數和次數	動作編號	間隔時間
第1天 爆發力練習	拉	10 X 3		1分鐘
	深蹲	10 X 3		1分鐘
	垂直推舉	10 X 3		1分鐘
	彎曲	10 X 3		1分鐘
第2天	拉	2 X 7		2分鐘
	深蹲	2 X 7		3分鐘
	直線推舉	2 X 7		2分鐘
	彎曲	2 X 7		3分鐘
第3天	拉	3 X 9		2分鐘
	深蹲	3 X 9		3分鐘
	垂直推舉	3 X 9		2分鐘
	彎曲	3 X 9		3分鐘

週期2：第二周

鍛鍊日	運動項目	組數和次數	動作編號	間隔時間
第1天 爆發力練習	拉	10 X 3		1分鐘
	深蹲	10 X 3		1分鐘
	直線推舉	10 X 3		1分鐘
	彎曲	10 X 3		1分鐘
第2天	拉	2 X 7		2分鐘
	深蹲	2 X 7		3分鐘
	直線推舉	2 X 7		2分鐘
	彎曲	2 X 7		3分鐘
第3天	拉	3 X 9		2分鐘
	深蹲	3 X 9		3分鐘
	直線推舉	3 X 9		2分鐘
	彎曲	3 X 9		3分鐘

在妳準備要進階的動作旁邊加上 ↑

週期2：第三周

鍛鍊日	運動項目	組數和次數	動作編號	間隔時間
第 1 天 爆發力練習	拉	10 X 3		1分鐘
	深蹲	10 X 3		1分鐘
	直線推舉	10 X 3		1分鐘
	彎曲	10 X 3		1分鐘
第 2 天	拉	2 X 7		2分鐘
	深蹲	2 X 7		3分鐘
	直線推舉	2 X 7		2分鐘
	彎曲	2 X 7		3分鐘
第 3 天	拉	3 X 9		2分鐘
	深蹲	3 X 9		3分鐘
	直線推舉	3 X 9		2分鐘
	彎曲	3 X 9		3分鐘

週期2：第四周

鍛鍊日	運動項目	組數和次數	動作編號	間隔時間
第 1 天 爆發力練習	拉	10 X 3		1分鐘
	深蹲	10 X 3		1分鐘
	直線推舉	10 X 3		1分鐘
	彎曲	10 X 3		1分鐘
第 2 天	拉	2 X 7		2分鐘
	深蹲	2 X 7		3分鐘
	垂直推舉	2 X 7		2分鐘
	彎曲	2 X 7		3分鐘
第 3 天	拉	3 X 9		2分鐘
	深蹲	3 X 9		3分鐘
	直線推舉	3 X 9		2分鐘
	彎曲	3 X 9		3分鐘

在妳準備要進階的動作旁邊加上 ↑

週期3

除了週期1和週期2的運動外，妳現在要加入新的訓練，稱為「三次重複金字塔」。不但有助於建立信心，也讓妳以較少的次數淺嚐未來要做的練習。

妳要以時間表中指定的間隔時間，每個動作做三組三次。

做這個訓練時，妳不會照原來的動作編號練習。第一組會是妳目前正在做的動作，也就是在週期2中做三組九次的動作。第二組是較目前運動更高一階的動作。第三組是比目前運動要難上兩階的動作。

例如，如果妳目前的拉的運動進度是12號；妳的第一組是做12號，第二組則是做13號，第三組做14號。

進階

在週期3時，當妳每隔一週的第三天做評量，可以做到三組八次時就可以進階了。妳應該可以在第二周和第四周的第三天畫個向上的箭頭！

週期3：第一周

鍛鍊日	運動項目	組數和次數	動作編號	間隔時間
第1天 爆發力練習	拉	10 X 3		1分鐘
	深蹲	10 X 3		1分鐘
	直線推舉	10 X 3		1分鐘
	彎曲	10 X 3		1分鐘
第2天	拉	4 X 6		2分鐘
	深蹲	4 X 6		3分鐘
	直線推舉	4 X 6		2分鐘
	彎曲	4 X 6		3分鐘
第3天	拉	3 X 7		2分鐘
	深蹲	3 X 7		3分鐘
	直線推舉	3 X 7		2分鐘
	彎曲	3 X 7		3分鐘

週期3：第二周

鍛鍊日	運動項目	組數和次數	動作編號	間隔時間
第1天	拉	2 X 8		2分鐘
	深蹲	2 X 8		3分鐘
	直線推舉	2 X 8		2分鐘
	彎曲	2 X 8		3分鐘
第2天 三次重複金字塔	拉	3 X 3		2分鐘
	深蹲	3 X 3		3分鐘
	直線推舉	3 X 3		2分鐘
	彎曲	3 X 3		3分鐘
第3天	拉	3 X 8		2分鐘
	深蹲	3 X 8		3分鐘
	直線推舉	3 X 8		2分鐘
	彎曲	3 X 8		3分鐘

在妳準備好要進階的運動旁邊注記↑

週期3：第三周

鍛鍊日	運動項目	組數和次數	動作編號	間隔時間
第1天 爆發力練習	拉	10 X 3		1分鐘
	深蹲	10 X 3		1分鐘
	直線推舉	10 X 3		1分鐘
	彎曲	10 X 3		1分鐘
第2天	拉	4 X 6		2分鐘
	深蹲	4 X 6		3分鐘
	直線推舉	4 X 6		2分鐘
	彎曲	4 X 6		3分鐘
第3天	拉	3 X 7		2分鐘
	深蹲	3 X 7		3分鐘
	直線推舉	3 X 7		2分鐘
	彎曲	3 X 7		3分鐘

週期3：第四周

鍛鍊日	運動項目	組數和次數	動作編號	間隔時間
第1天	拉	2 X 8		2分鐘
	深蹲	2 X 8		3分鐘
	直線推舉	2 X 8		2分鐘
	彎曲	2 X 8		3分鐘
第2天 三次重複金字塔	拉	3 X 3		2分鐘
	深蹲	3 X 3		3分鐘
	直線推舉	3 X 3		2分鐘
	彎曲	3 X 3		3分鐘
第3天	拉	3 X 8		2分鐘
	深蹲	3 X 8		3分鐘
	直線推舉	3 X 8		2分鐘
	彎曲	3 X 8		3分鐘

在妳準備好要進階的運動旁邊注記↑

找到從一個週期轉換到另一個週期的恰當時機，以確保有正確使用超載和恢復的重要原則。可採用以下方針來幫助妳找到適當的轉換時機：

週期 1：

重複這個週期的最後兩週，直到連續三次都沒有進步，無法在任何運動項目上進階。

週期 2：

重複這個週期，直到妳連續兩週都無法在任何運動項目中進階。

週期 3：

重複這個週期直到妳一整個月都沒有進步。之後，我建議轉而採用《你的身體就是最好的健身房》中的運動計畫，或是調整週期 3 的運動強度和量，以符合妳的個人需求。

6 運動項目、進度和動作

我在此提出的125個動作分為五種運動項目：拉的運動、深蹲運動、直線推舉運動、垂直推舉和彎曲運動。每個運動項目包含了25個從輕鬆到困難的動作，1號動作最簡單，25號動作最難。

專家建議

在每個運動項目前面是專家對此項目的建議，適用於這個運動項目中的每個動作。

動作和變化

由於五種運動項目都是逐漸從簡單進階到困難，所以妳往往會見到最初動作多次出現，卻僅僅有些許變化，這些變化通常不過是停頓時間延長一、兩秒。為了避免妳反覆閱讀相同的內容，我在完整呈現最初的動作後才會提變化動作的差異。《你的身體就是最好的健身房》的讀者可能認得出一些曾經出現過的動作名稱，不過我在本書中微調過，讓進展更完美。

減緩還是加強？

在大多數的動作描述後，妳都會看到「需要減緩嗎？」這是讓動作變得略微容易的方式。在剛開始換新動作時尤其有幫助。

在每個運動項目最後都有「準備好要更上層樓了嗎？」在妳克服了最後一個運動後，這要告訴妳如何更上層樓。

停頓

我們會利用一、兩秒停頓來增加動作的強度。不要哄騙自己。減少停頓時間很誘人沒錯。在妳完成動作後才開始計算停頓，數完停頓秒數後，才開始下一個動作。

為了要正確做到，應該要出聲計數停頓的時間。

例如停頓一秒鐘時，一旦開始計時，妳要說：「停頓一秒。」說完後，才算完成那一次的動作。

兩秒停頓就說：「停頓一秒、停頓兩秒。」

不必大聲，但是要確定沒有數得過快。

如果妳無法完成該有的停頓，可以減少停頓時間，或是省掉整組動作最後的停頓，多做兩次動作。但是一定要以正確姿勢和指定停頓做完，才做下一個動作。

家中器材

針對需要道具的運動，我會建議一些常見的家用品。但是要記住，運動的時候最重要的不是姿勢、強度或是呼吸，而是妳的安全。

如果妳選擇用桌、椅、門、樓梯，或任何其他的家中裝置來做運動，要百分之百確定這些家具與結構穩定、安全，足以支撐妳全身的重量。

如果妳對於利用家中現成設施有疑慮，或是想要更方便的用具，可以前往www.marklauren.com的論壇，裡面有相當多可以輕鬆裝置在門框上的徒手重量訓練器材。

拉的運動 Pulling Exercises

所有拉的運動能運用到妳的整個背部肌肉，包括背闊肌、豎脊肌、菱形肌，以及二頭肌、前臂、後三角肌和核心肌。

專家建議

所有拉的運動做完後要完全伸展雙臂，讓肩胛骨好好伸展一下。然後在每次重複前盡可能將肩胛骨向中央擠攏。

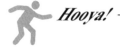 *Hooya!* --

速度

在我的運動計畫中，任何反向動作（亦即當身體往下動作）永遠都只要做兩秒。做向心收縮運動（當妳的身體動作往上）會隨著時間而略有不同。

針對不熟悉的動作和暖身，妳要以相當慢的速度，大約以兩秒的時間向上收縮，重點放在操控和技巧。一旦暖身並且熟悉動作後，就開始以較快的速度收縮，盡可能使用到更多的肌纖維。嘗試使用一秒以下的時間，例如兩秒鐘向下，但是向上時間少於一秒。在這個情況下做得越快越好。要記住，是盡可能快速，而不是不可能的快速！

拉的動作的困難度順序

1. 雙腿微彎讓我進去
2. 雙腿微彎讓我進去加 2 秒停頓
3. 讓我進去
4. 讓我進去加 2 秒停頓
5. 單手的雙腿微彎讓我進去
6. 單手的雙腿微彎讓我進去加 2 秒停頓
7. 單手的讓我進去
8. 單手的讓我進去加 2 秒停頓
9. 雙膝彎曲 90 度讓我起來
10. 雙膝彎曲 90 度加 1 秒停頓讓我起來
11. 雙膝彎曲 90 度加 2 秒停頓讓我起來
12. 雙膝微彎讓我起來
13. 雙膝微彎加 1 秒停頓讓我起來
14. 雙膝微彎加 2 秒停頓讓我起來
15. 雙腿伸直讓我起來
16. 雙腿伸直加 1 秒停頓讓我起來
17. 雙腿伸直加 2 秒停頓讓我起來
18. 雙腳懸空讓我起來
19. 輔助引體向上
20. 輔助引體向上，2 秒無輔助回復
21. 輔助引體向上，3 秒無輔助回復
22. 輔助引體向上，4 秒無輔助回復
23. 輔助引體向上，3 秒無輔助回復加 1 秒停頓
24. 輔助引體向上，4 秒無輔助回復加 1 秒停頓
25. 引體向上

1. 雙腿微彎讓我進去 Let Me Ins with legs slightly bent

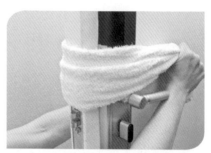

以門板的邊緣為中心，將毛巾左右均勻地放在一扇結實門板的外側，剛好高於門把的位置。然後將毛巾繞過門把上方，從門把下方拉向自己。（妳也可以用一條粗短的繩子或是毛巾，以及任何牢固的垂直或水平的桿子。這個動作需要與腰部同高的位置。）

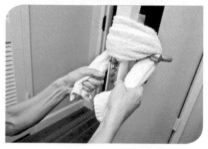

握住毛巾距離門把約 3 至 5 公分的位置。

將雙腳踩在門板兩側地上，夾住門板。妳的腳應該就在門把下方，基本上妳跨騎在門板上。要注意腳要有足夠的抓力。

向後靠直到雙手伸直。彎曲膝蓋 45 度，並且保持背部挺直。

雙腳微彎、平放在地上，將胸部向雙手拉近，肩胛骨緊緊地靠攏。

用肌肉控制，慢慢回到開始的姿勢。

需要減緩嗎？

稍微將雙腳往後移。等到妳的肌力增強時，可以將雙腳往前移，直到妳能夠在雙腳放在門把下方完成這個動作，才能進展到下一個動作。

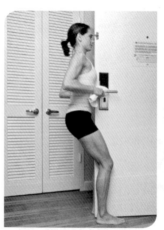

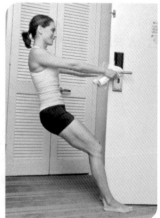

2. 雙腿微彎讓我進去加 2 秒停頓
Let Me Ins with legs slightly bent and 2-second pauses

一旦雙手碰到上半身，就停頓 2 秒，將肩胛骨緊靠在一起。

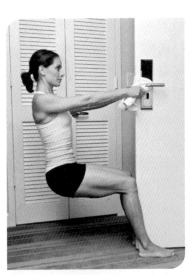

3. 讓我進去 Let Me Ins

這個動作和雙腿彎曲讓我進去一樣，只不過雙膝彎曲 90 度，大腿與地面平行。

注意大拇指要保持緊貼在地上。整個動作中唯一有動的部位只有腳踝和雙臂。妳的雙腿應該一直維持著 90 度彎曲。

這個動作很容易讓人感到雙腿疲憊。與所有的徒手重量訓練運動一樣，讓我進去同時運動到許多不同的肌肉。靜態強度增強的速度很快，所以這個問題應該很快就會解決了。

需要減緩嗎？
略微打直妳的膝蓋。

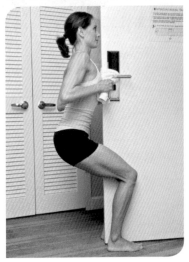

4. 讓我進去加 2 秒停頓
Let Me Ins with 2-second pauses

一旦雙手碰到上半身，就停頓 2 秒，將肩胛骨緊靠在一起。

5. 單手的雙腿微彎讓我進去
One-arm Let Me Ins with knees slightly bent

先繫好一條牢固的
皮帶，形成一個圓圈。
將皮帶套在一側的門
把上，然後再套在另
一側的門把。這樣就
可以用繞過門板的皮
帶當作握把了。

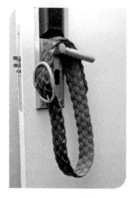

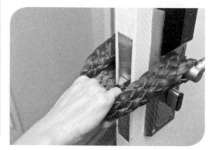

右手手掌向下，握
住皮帶。

將雙腳踩在門板兩側的地上，夾住門板。妳的腳應該就在門把下方，基本上妳跨
騎在門板上。要注意腳要有足夠的抓力。

向後靠直到右手伸直，左手就靠在身邊。彎曲膝蓋 45 度並且保持背部挺直，維
持不費力的姿勢。

雙腳微彎、平放在
地上，將胸部向右手拉
近，肩胛骨保持後靠的
姿勢。

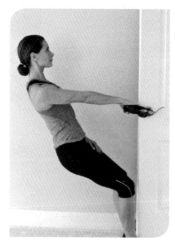

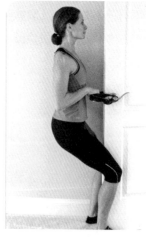

用肌肉控制慢慢回
到開始的姿勢，直到右
手完全伸直。

需要減緩嗎？

將雙腳略微向後移
動。

6. 單手的雙腿微彎讓我進去加 2 秒停頓
One-arm Let Me Ins with knees slightly bent
and 2-second pauses

一旦握皮帶的手碰到上半身，就停頓2秒。維持腰部緊縮，兩肩胛骨緊靠在一起。

7. 單手的讓我進去 One-arm Let Me Ins

這個動作和單手的雙腿彎曲讓我進去一樣，只不過雙膝彎曲 90 度，大腿與地面平行。

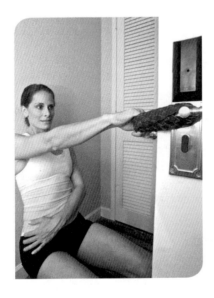 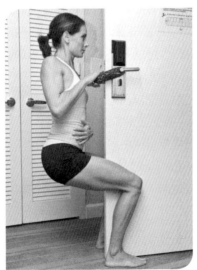

需要減緩嗎？
將雙腳略微伸直。

8. 單手的讓我進去加 2 秒停頓
One-arm Let Me Ins with 2-second pauses

　　一旦握皮帶的手碰到上半身，就停頓 2 秒，將肩胛骨緊靠在一起。維持腰部緊縮，兩肩胛骨緊靠在一起。

9. 雙膝彎曲 90 度讓我起來
Let Me Ups with knees bent 90 degrees

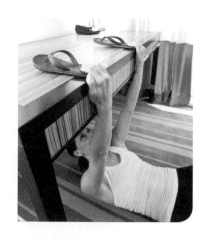

　　躺在向上拉舉時足以支撐妳的重量的物體下方，例如書桌、餐桌，或是用兩個平面支撐住的桿子（後文有更多介紹）。高度大約比妳的手臂略長（站立時高達腰部）。如果這個平面位置比手臂略短也可以，但這不是最理想的狀況，因為會限制妳的動作。

　　躺在妳要把自己向上拉舉的物體下，胸口下方就在雙手要放置的地方下面。

　　伸出雙手抓住桿子或是表面，可能的話，雙手間的寬度要略大於肩寬。

　　膝蓋彎曲，把雙腳靠向臀部，保持腳掌攤平在地上。

　　臀部離地，身體從膝蓋到肩膀成一直線。

　　將胸部向著手拉住的表面或桿子靠近，只剩雙腳接觸地面。

　　繼續握住支撐表面，慢慢將身體放下，要維持臀部離地，膝蓋到肩膀成一直線的姿勢。

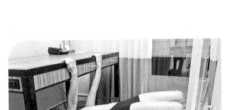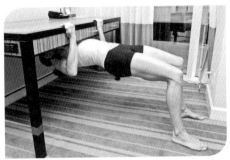

如果手握的表面太滑，可以在上面放東西增加握力，例如夾腳拖。

在手要握住的位置放條毛巾或是任何布料，可以舒緩手的壓力。當妳在做這動作時，就可以用拇指和其他指頭緊捉住包在布中間的桌面。

需要減緩嗎？

將雙腳靠近臀部，只剩下前腳掌貼在地面上。像在拉股四頭肌那樣，利用雙腿輔助動作。

找東西做讓我起來

在家中四處看看，發揮妳的創意。我剛開始做這個動作時是把掃把架在一對堅固的音箱上面。妳也可以用拖把或是不會斷掉的桿子，只要把它架在兩個平坦、大約腰部高度的表面即可，像是椅子、桌子、檔案櫃。除非桿子非常強韌，否則兩個放架桿子平面最好的距離只需要比妳的肩膀略寬。要確定桿子不會滑動。（如果是木頭表面，妳可以在上面釘兩個小釘子，卡住桿子，在運動結束後把釘子收起來，下回用的時後再拿出來。）

有不用的腋下拐嗎？把它們對放在平面上，這樣子握把的距離差不多 30 公分，就在胸口上方，這樣就能用了！腋下拐十分適合用來做這個動作。

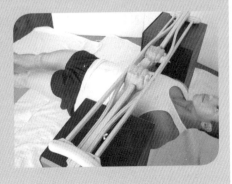

記住，妳其實不需要任何桿子，妳也可以用書桌或餐桌。我大部分時間都在旅途中，在旅館中就是這麼做的。妳也可以上 www.marklauren.com 買一些便宜的徒手重量訓練器材，讓妳可以不需要用到這些也可以做。

10. 雙膝彎曲 90 度加 1 秒停頓讓我起來 Let Me Ups with knees bent 90 degrees and 1-second pauses

胸骨下方緊靠著手握住的支撐表面，停頓 1 秒。

11. 雙膝彎曲 90 度加 2 秒停頓讓我起來 Let Me Ups with knees bent 90 degrees and 2-second pauses

將胸骨下方緊靠著手握住的支撐表面，停頓 2 秒。

12. 雙膝微彎讓我起來 Let Me Ups with knees slightly bent

躺在足以支撐妳向上拉舉重量的穩固物體下方，例如書桌、餐桌，或是桿子。

伸出雙手抓住桿子或是表面，雙手間的寬度要略大於肩寬。

膝蓋彎曲 45 度，腳跟貼地。

臀部離地，身體從膝蓋到肩膀成一直線。

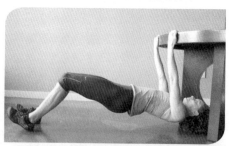

將胸部向著手拉住的表面或桿子靠近。

只剩下腳跟接觸地面。

繼續握住支撐表面，慢慢將身體放下。

需要減緩嗎？

把雙腳靠近臀部一些。

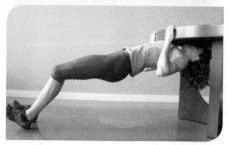

13. 雙膝微彎加 1 秒停頓讓我起來
Let Me Ups with knees slightly bent and 1-second pauses

將胸骨下方緊靠著手握住的支撐表面，停頓 1 秒。

14. 雙膝微彎加 2 秒停頓讓我起來
Let Me Ups with knees slightly bent and 2- second pauses

將胸下方緊靠著手握住的支撐表面，停頓 2 秒。

15. 雙腿伸直讓我起來 Let Me Ups with legs straight

躺在足以支撐妳向上拉舉重量的穩固物體下方，例如書桌、餐桌，或是桿子。

伸出雙手抓住桿子或表面，雙手間的寬度要略大於肩寬，雙腿要伸直。

保持身體從腳跟到肩膀一直線的姿勢，拉起胸口下方，貼近表面或桿子。只有腳跟接觸地面。

繼續握住支撐表面，慢慢將身體放下。

完成第一次動作後，可能得調整躺的位置，讓胸口下方可以接觸到雙手之間。這會讓動作變得輕鬆許多。

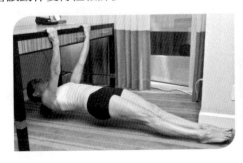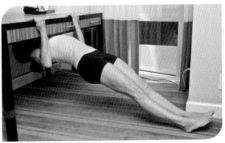

需要減緩嗎？

略微彎曲膝蓋。

16. 雙腿伸直加 1 秒停頓讓我起來
Let Me Ups with legs straight and 1-second pauses

將胸骨下方緊靠著手握住的支撐表面,停頓 1 秒。

17. 雙腿伸直加 2 秒停頓讓我起來
Let Me Ups with legs straight and 2-second pauses

將胸骨下方緊靠著手握住的支撐表面,停頓 2 秒。

18. 雙腳懸空讓我起來 Let Me Ups with feet elevated

躺在足以支撐妳向上拉舉重量的穩固物體下方,例如書桌、餐桌,或是桿子。

拿一張椅子或是一個與膝蓋同高的物體放妳的腳。

伸出雙手抓住桿子或是表面,雙手間的寬度要略大於肩寬,雙腿要伸直。

握住表面時,把雙腳放到與膝蓋同高的物體上,使身體從腳跟到肩膀呈一直線。

維持腳跟到肩膀一直線的姿勢,拉起胸口下方,貼近表面或桿子。

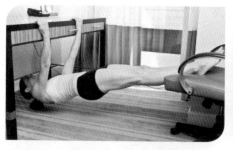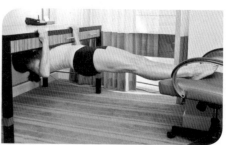

繼續握住支撐表面,慢慢將身體放下。

完成第一次動作後,可能得調整躺的位置,讓胸口下方可以接觸到雙手之間。

需要減緩嗎?

用一個比膝蓋低的物體放腳。

19. 輔助引體向上 Assisted Pull-ups

　　找到堅固的門板，就可做引體向上。

　　在門板下方放置門檔，或是在門轉軸的地方塞一條毛巾，防止門板移動。

　　將門拉開一半，在門板上方放一條疊好的毛巾、T 恤或是布，能讓妳雙手舒適的厚度。

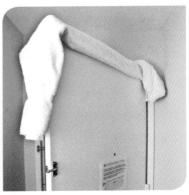

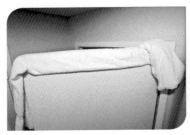

　　利用一個平面放腳，例如椅子，即可利用雙腳輔助動作。當妳站在輔助的平面上時，要確定下巴會高於門板頂端。身材較小的女性可能需要較高的支撐平面，例如餐桌或是梯子。也可以加上電話簿或是在椅子上放個箱子，總之只要穩固就好。

　　面對門，將雙手放在門板頂端，雙手距離比肩膀略寬。

　　站在輔助的平面上彎曲膝蓋，直到雙臂完全伸直。雙腳盡可能地以最少的力量輔助，用雙臂把自己往上拉，直到下巴超過門板上緣。

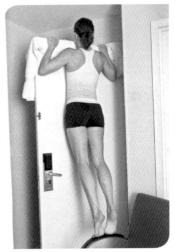

　　慢慢讓自己降下來，直到手肘伸直。

　　向上的動作應該以 3 秒鐘完成，向下也一樣。

　　由於雙腳有輔助支撐，所以第一次做的時候應該就可以完成這個變化的所有次數。只有在能夠很自在地完成這個動作時，才可以進展到下一個拉的動作。

20. 輔助引體向上，2 秒無輔助回復
Assisted Pull-ups with 2-second unassisted negative

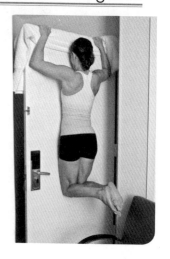

　　做這個動作要以安全優先，一旦下巴越過門板上緣，就將雙腳從輔助的平面上舉起，在無輔助的情況下回復到下降位置。下降需用 2 秒。再向上的時候，使用雙腳輔助。

需要減緩嗎？

　　做到沒辦法無輔助完成動作時，就改回上下都用雙腳輔助完成這組動作。

21. 輔助引體向上，3 秒無輔助回復
Assisted Pull-ups with 3-second unassisted negative

　　向上的時候，雙腳盡可能不用力。然後抬起雙腳，緩慢地從上方往下降，直到完全伸展的姿勢。下降應花 3 秒。

需要減緩嗎？

　　做到沒辦法無輔助完成動作時，就改回上下都用雙腳輔助完成這組動作。

22. 輔助引體向上，4 秒無輔助回復
Assisted Pull-ups with 4-second unassisted negative

　　向上的時候，雙腳盡可能不用力。然後抬起雙腳，緩慢地從上方往下降，直到完全伸展的姿勢。下降應花 4 秒。

需要減緩嗎？
做到沒辦法無輔助完成動作時，就改回上下都採用雙腳輔助完成這組動作。

23. 輔助引體向上，3 秒無輔助回復加 1 秒停頓
Assisted Pull-ups with 3-second unassisted negative and 1-second pauses

　　做這個動作沒有雙腳輔助，當下巴越過門板上緣時，停頓 1 秒，雙腳懸空。接下來雙腳依舊懸空，慢慢降至完全伸展的位置。下降應花 3 秒。

需要減緩嗎？
做到無法控制下降時，就改回上下都採用雙腳輔助完成這組動作。

24. 輔助引體向上，4 秒無輔助回復加 1 秒停頓
Assisted Pull-ups with 4-second unassisted negative and 1-second pauses

　　做時沒有雙腳輔助，維持下巴越過門板上緣停頓 1 秒。下降應花 4 秒。

25. 引體向上 Pull-ups

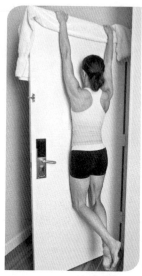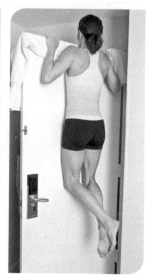

在無輔助和停頓下完成這
個動作。要確認妳的下巴有越
過門上緣，下降時雙手完全伸
展。

需要減緩嗎？

做到沒辦法無輔助引體向上
時，就改回向上輔助、向下無
輔助完成這組動作。

準備好要更上層樓了嗎？

一旦妳克服了這組動作規定的次數，就可以增加停頓秒數或是增加每組的次數。
例如 3×8 變成 3×9 等等。妳也可以上網到 www.marklauren.com 去找更進階的進
度。

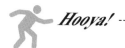 *Hooya!* --

如果能完美地做完一個引體向上，妳可是所有女性的頂尖 1%！我向妳致敬。請快上
www.marklauren.com 和我與其他人分享妳的成功。--

深蹲 Squatting Exercises

深蹲運用到妳的臀部、股四頭肌、大腿後肌、下背部、核心肌和小腿。

專家建議

專心穩定妳的膝蓋。膝蓋永遠要和腳趾頭朝著相同方向。新手總是犯下讓膝蓋相扣在一起的錯誤。

膝蓋永遠不應該超過腳尖。臀部、背部要往下沉，像要坐在沙發上那樣。

盡可能讓背部微向前拱，雙肩胛骨盡可能靠攏，下巴微收，且胸部挺出。

僅用單腳深蹲時，向前傾是可接受且必要的姿勢。

深蹲的困難度順序

1. 輕緩相撲深蹲

2. 輕緩相撲深蹲加 2 秒停頓

3. 輕緩深蹲

4. 輕緩深蹲加 2 秒停頓

5. 雙手高舉深蹲

6. 雙手高舉深蹲加 2 秒停頓

7. 側弓箭步

8. 側弓箭步加 1 秒停頓

9. 側弓箭步加 2 秒停頓

10. 雙手高舉保加利亞式跨腿深蹲

11. 雙手高舉保加利亞式跨腿深蹲加 1 秒停頓

12. 雙手高舉保加利亞式跨腿深蹲加 2 秒停頓

13. 膝蓋高度平面單腳深蹲

14. 輔助單腳深蹲

15. 輔助單腳深蹲加 1 秒停頓

16. 輔助單腳深蹲加 2 秒停頓

17. 輔助槍式深蹲

18. 輔助槍式深蹲加 1 秒停頓

19. 輔助槍式深蹲加 2 秒停頓

20. 單腳深蹲

21. 單腳深蹲加 1 秒停頓

22. 單腳深蹲加 2 秒停頓

23. 槍式深蹲

24. 槍式深蹲加 1 秒停頓

25. 槍式深蹲加 2 秒停頓

1. 輕緩相撲深蹲 Therapy Sumo Squats

面對牆壁，雙腳打開略比肩寬，腳尖向外打開45度。腳尖距離牆壁大約30公分。將手輕放在腦後。

像坐下一樣讓臀部下沉，保持後腰向前微弓，雙腳平放在地上。

做動作時，要保持膝蓋與腳尖朝著相同方向。

當大腿與地面平行時，臀部即向上舉起，直到回到原來的站立姿勢。牆壁有助於保持深蹲的姿勢正確，讓妳保持往後坐下，腰部微弓。

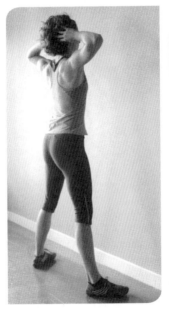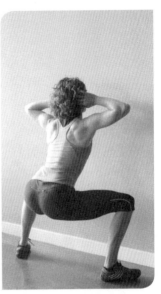

需要減緩嗎？

在大腿與地面平行之前即往上舉。隨著妳變得更強壯、彈性增加，就可增加妳的動作範圍。

2. 輕緩相撲深蹲加 2 秒停頓
Therapy Sumo Squats with 2-second pauses

當大腿與地面平行時，維持姿勢停頓 2 秒。

3. 輕緩深蹲 Therapy Squats

　　動作和輕緩相撲深蹲
相同，但是雙腳不可比
肩寬，兩腳趾頭向外打
開不超過 20 度。當大腿
與地面平行時，即可向
上舉起。

需要減緩嗎？

　　在大腿與地面平行之
前，即往上舉。隨著妳
變得更強壯、彈性增加，
即可增加動作範圍。

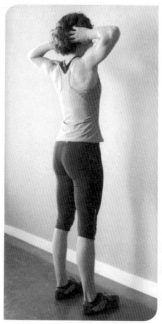
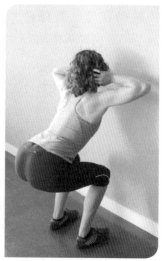

4. 輕緩深蹲加 2 秒停頓
Therapy Squats with 2-second pauses

　　當大腿與地面平行時，維持姿勢停頓 2 秒。

5. 雙手高舉深蹲 Overhead Squats

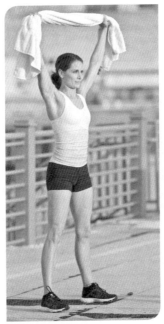
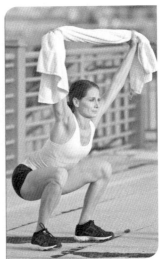

雙臂打直，雙手握住一個輕物體做深蹲。雙手打開要略比肩寬。臀部向上舉起前，雙腿必須與地面平行。

為了提高穩定性，做動作時要儘可能將肩膀聳起、手肘打直，似乎企圖要將手中物體左右拉開。

雙腳應略比肩寬，腳趾向外打開約20度。雙腳平貼地面，兩膝應與腳尖朝著相同方向。

需要減緩嗎？

在大腿與地面平行之前，即往上舉。隨著妳變得更強壯、彈性增加，即可增加動作範圍。

6. 雙手高舉深蹲加 2 秒停頓
Overhead Squats with 2-second pauses

當大腿與地面平行時，維持姿勢停頓 2 秒。

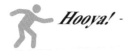 *Hooya!* ---

大多數男人肩膀的彈性不足以將物體高舉在他們的重心上方,導致在蹲下時,物體會往前傾。所以這是妳很容易就能贏的挑戰。下回遇到哪個男人吹噓自己有多強壯時,就挑戰他從舉桿子或是其他輕物體開始,然後每次以五磅重量往上加,直到他比妳先向前彎——妳得勝。

7. 側弓箭步 Side Lunges

雙腳併攏站立,兩手向前伸直。

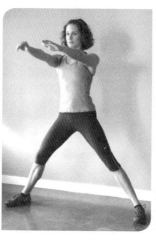

腳尖向前,右腳向右跨一大步。當右腳落地時,將重心移到右腳上。

保持肩胛骨向後、腰部向前微弓的姿勢,開始像要坐下一樣將臀部往下沉。左腳保持伸直。往下坐直到右大腿的背側與地面平行或更低的位置。

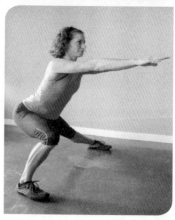

用力將右腳跟往下壓,將身體推回開始的位置。

完成右邊的次數後,換腳重複做相同的次數。

需要減緩嗎?

在大腿與地面平行之前,即往上舉。隨著妳變得更強壯、彈性增加,即可增加動作範圍。

8. 側弓箭步加 1 秒停頓 Side Lunges with 1-second pauses

當大腿與地面平行時，維持姿勢停頓 1 秒。

9. 側弓箭步加 2 秒停頓 Side Lunges with 2-second pauses

當大腿與地面平行時，維持姿勢停頓 2 秒。

10. 雙手高舉保加利亞式跨腿深蹲 Bulgarian Split Squats with arms overhead

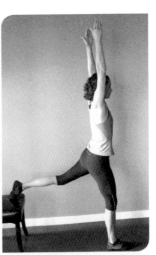

背對一個膝蓋高度的平面，例如椅子或床，然後向前跨一大步。也可以利用台階的第三階。

將左腳放在身後與膝同高的平面上，高舉雙手。

可以在平面上放個軟墊，增加左腳的舒適度。

做動作時必須一直維持著雙手高舉的姿勢。臀部往後坐，直到右大腿與地面平行。如果右膝膝蓋超過右腳腳尖的話，必須再往後面坐一點。

臀部上起，直到右腳再度直立。

在左腳重複相同動作與次數。

這個動作很棒，能鍛鍊肌力、平衡感和柔軟度，並且能為做更困難的單腳運動做準備。

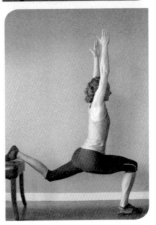

需要減緩嗎？

在大腿與地面平行之前，即往上舉。隨著妳變得更強壯、彈性增加，即可增加動作範圍。

11. 雙手高舉保加利亞式跨腿深蹲加 1 秒停頓 Bulgarian Split Squats with arms overhead and 1-second pauses

當大腿與地面平行時，維持姿勢停頓 1 秒。

12. 雙手高舉保加利亞式跨腿深蹲加 2 秒停頓 Bulgarian Split Squats with arms overhead and 2-second pauses

當大腿與地面平行時，維持姿勢停頓 2 秒。

13. 膝蓋高度平面單腳深蹲 One-legged Squats off knee-height surface

背對一個與膝蓋同高的平面，例如椅子或腳墊。膝蓋後方幾乎要碰到平面。
雙手向前平伸，將左腳伸直，並且略微舉離地面。

維持後腰向前微弓的姿勢，緩緩往下坐。要以肌肉控制，而不是往下跌坐。

身體不往前傾，慢慢站起。

支撐身體的腳應該一直平貼在地面。

完成後，立刻換腳做相同的次數。

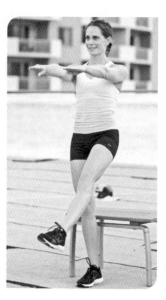
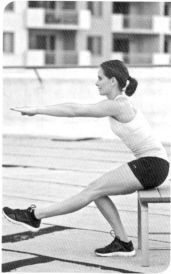

需要減緩嗎？

使用比膝蓋更高的平面。隨著肌力增強，慢慢換更低的平面，直到可以用與膝同高的平面。簡單的做法是在椅子表面疊放電話簿或雜誌。

14. 輔助單腳深蹲 Assisted One-legged Squats

敞開的門是適合做這個動作的地方。

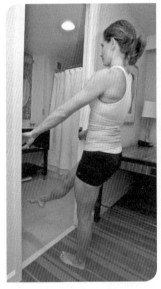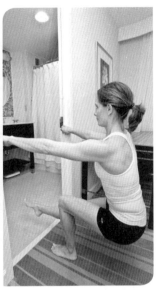

站在門框後方約一步的位置，雙手抓住門框左右腰部高度的位置。

妳站的位置應該是需要略微前彎才能以伸直雙手抓住門框的地方。

將一腳抬高至距離地面數英寸的高度。利用伸直的雙手穩定身體，並且分擔一些往後坐時落在支撐腳上的身體重量，而不是靠著雙手的拉力來支撐動作。

臀部下降，直到支撐腳的大腿與地面平行。回到開始的姿勢。做動作時盡可能保持雙臂伸直。

需要減緩嗎？

手肘微彎，雙臂略微施力，以提供更多支撐力。

15. 輔助單腳深蹲加 1 秒停頓
Assisted One-legged Squats with 1-second pauses

當大腿與地面平行時，維持姿勢停頓 1 秒。

16. 輔助單腳深蹲加 2 秒停頓
Assisted One-legged Squats with 2-second pauses

當大腿與地面平行時，維持姿勢停頓 2 秒。

17. 輔助槍式深蹲 Assisted Pistols

這個動作與輔助單腳深蹲相同，只是不回到站立的姿勢，而是繼續將臀部往下沉。但是不要降低到把身體重量放到小腿上的位置。

需要減緩嗎？

手肘微彎，雙臂略微施力，以提供更多支撐力。

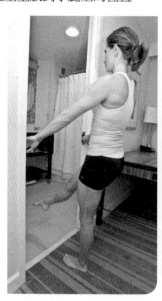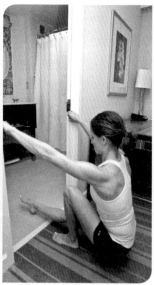

18. 輔助槍式深蹲加 1 秒停頓
Assisted Pistols with 1-second pauses

當大腿低於與地面平行時，維持姿勢停頓 1 秒。不要把重量放在小腿上。

19. 輔助槍式深蹲加 2 秒停頓
Assisted Pistols with 2-second pauses

當妳的大腿低於與地面平行時，維持姿勢停頓 2 秒。不要把重量放在小腿上。

20. 單腳深蹲 One-legged Squats

雙手向前伸直，身體直立。

將左腳略微舉起。

臀部往後、往下移動，彷彿要坐下一樣，同時保持雙手向前平伸，單腳舉起。

一旦右大腿與地面平行或更低時，即可向上站起。右腳腳跟必須維持貼地。

完成後立即換腳做相同次數的動作。

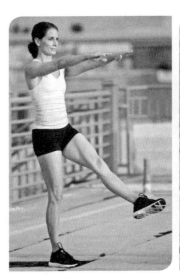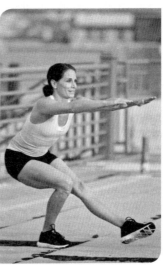

需要減緩嗎？

在大腿與地面平行之前，即往上舉。隨著妳變得更強壯、彈性增加，即可增加動作範圍。

21. 單腳深蹲加 1 秒停頓
One-legged Squats with 1-second pauses

當大腿至少與地面平行時，維持姿勢停頓 1 秒。

22. 單腳深蹲加 2 秒停頓
One-legged Squats with 2-second pauses

當大腿至少與地面平行時，維持姿勢停頓 2 秒。

23. 槍式深蹲 Pistols

這個動作與單腳深蹲相同，只是繼續將臀部往下沉，直到支撐腳的大腿低於與地面平行的高度。但是不要降低到把身體重量放到小腿上的位置。

如果妳在蹲下時會向後倒，可以在支撐的腳跟下塞一個薄物體，例如拖鞋。隨著妳的腳踝的柔軟度增加，慢慢改用越來來越薄的物體。

需要減緩嗎？

慢慢坐到一個小腿肚高的支撐體上，例如凳子、皮箱或是台階，然後再站起來。站起來時試著不要用衝力和向前晃動輔助。

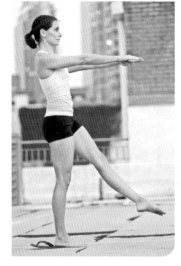
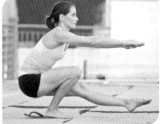

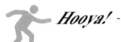

Hooya! --

嘿，妳已經進展到這裡了，太傑出了！槍式深蹲是所有腿部運動之母，能夠達成完美的肌力、穩定性與柔軟度的平衡。現在妳的運動能力可是最優秀的 1%！請上 www.marklauren.com 和我和大家一同分享妳的成功。--

24. 槍式深蹲加 1 秒停頓 Pistols with 1-second pauses

當大腿低於與地面平行高度時，維持姿勢停頓 1 秒。不要將重量放在小腿上。

25. 槍式深蹲加 2 秒停頓 Pistols with 2-second pauses

當大腿低於與地面平行高度時，維持姿勢停頓 2 秒。再次強調，不要將重量放在小腿上。

準備好要更上層樓了嗎？

一旦掌控了這組動作變化後，就可以增加每組的次數。妳可以開始試著雙手高舉，也可以握著水壺或有重量的背包做這個動作。也可以上網到 www.marklauren.com 去找更進階的練習。

直線推舉 In-line Pushing Exercises

這些動作都是從手腕到臀部呈一直線的姿勢開始。重點放在妳的肩膀、三頭肌和核心肌。

專家建議

這些動作的開始姿勢都一樣，唯一的差別在於雙手和雙腳的高度。

要記住做動作時保持後腰微微內弓、挺胸、翹臀的姿勢。這有助於延展妳的脊椎，並在動作開始的時候伸展大腿後肌和小腿。

想像一條直線從妳的手腕、肩膀一直到臀部，這樣子就會把焦點放在肩膀而非胸肌上。做動作時避免將肩膀聳起，而是要將雙肩向下、向後拉。

每次做完動作後，簡短地檢查自己的姿勢：從手腕到臀部保持一直線、後腰微弓、雙腿筆直。

直線推舉的困難度順序

1. 雙手臀高軍式推舉
2. 雙手臀高軍式推舉加 1 秒停頓
3. 雙手臀高軍式推舉加 2 秒停頓
4. 雙手膝高軍式推舉
5. 雙手膝高軍式推舉加 1 秒停頓
6. 雙手膝高軍式推舉加 2 秒停頓
7. 雙手膝高半俯衝
8. 雙手膝高半俯衝加 1 秒停頓
9. 雙手膝高半俯衝加 2 秒停頓
10. 軍式推舉
11. 軍式推舉加 1 秒停頓
12. 軍式推舉加 2 秒停頓
13. 雙腳膝高軍式推舉
14. 雙腳膝高軍式推舉加 1 秒停頓
15. 雙腳膝高軍式推舉加 2 秒停頓
16. 不回復俯衝
17. 不回復俯衝加 1 秒停頓
18. 不回復俯衝加 2 秒停頓
19. 半俯衝
20. 半俯衝加 1 秒停頓
21. 半俯衝加 2 秒停頓
22. 俯衝
23. 俯衝加 1 秒停頓
24. 俯衝加 1 秒停頓
25. 俯衝加回復時 1 秒停頓

1. 雙手臀高軍式推舉
Military Presses with hands elevated hip height

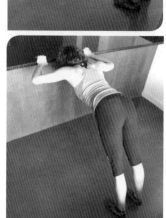

找個與臀部同高的堅固表面，例如流理台、階梯、餐桌或是書桌。後退一步，將雙手放在平面上，好像準備要做伏地挺身的姿勢。妳也可以將手頂在臀部高度的牆壁上。

雙手應該略比肩膀寬。

雙臂伸直，臀部往後移動，直到手腕到臀部呈一直線。雙腳位置只略微在臀部後面。上身與地面平行，後腰微微向下弓。

如果妳的大腿後肌的柔軟度不夠，無法維持腰部微弓，就儘可能挺直即可。

胸口朝下，後腰微弓，彎曲手肘，讓頭頂幾乎要碰到兩手之間的表面。

回到開始的姿勢，直到手臂伸直為止，要保持胸口朝下、臀部挺起的姿勢。

需要減緩嗎？

雙腳略微向前接近推的表面，會讓動作變得比較輕鬆。隨著妳的進步，慢慢將雙腳往後移動，直到落在臀部後方。

2. 雙手臀高軍式推舉加 1 秒停頓
Military Presses with hands elevated hip height and 1-second pauses

頭即將要碰觸到表面時，停頓 1 秒。

3. 雙手臀高軍式推舉加 2 秒停頓
Military Presses with hands elevated hip height and 2-second pauses

頭即將要碰觸到表面時，停頓 2 秒。

4. 雙手膝高軍式推舉
Military Presses with hands elevated knee height

找一個大約與膝蓋同高的結實物體，例如椅子、階梯、擱腳凳或茶几，以放置雙手。必要時，可以將物體推至牆邊以免滑動。

以伏地挺身的姿勢開始，將臀部往後移動直到手腕到臀部呈一直線。保持雙腳筆直，彎曲手肘，將頭降低，直到幾乎碰觸到支撐重量的表面。回復，保持胸口朝下，直到雙臂伸直為止。

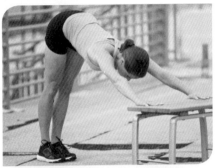

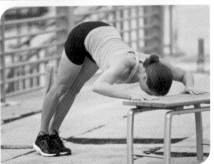

需要減緩嗎？

使用比膝蓋更高的表面，會讓這個動作變得比較輕鬆。

5. 雙手膝高軍式推舉加 1 秒停頓
Military Presses with hands elevated knee height and 1-second pauses

頭即將要碰觸到表面時，停頓 1 秒。

6. 雙手膝高軍式推舉加 2 秒停頓
Military Presses with hands elevated knee height and 2-second pauses

頭即將要碰觸到表面時，停頓 2 秒。

7. 雙手膝高半俯衝
Half Dive-bombers with hands elevated knee height

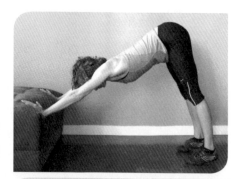

找一個大約與膝蓋同高的結實物體，例如椅子、階梯、擱腳凳或茶几，以放置雙手。必要時，可以將物體推至牆邊以免滑動。

後退一步，將雙手放在平面上，好像準備要做伏地挺身的姿勢。雙腳和雙手都略比肩膀寬。

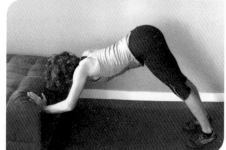

雙手伸直，將臀部往後移動直到手腕到臀部呈一直線。妳的身體應該呈直角。做動作時，盡量保持雙腿和背的筆直。

胸口朝下，彎曲手肘，把頭降低到幾乎碰到支撐重量的表面。繼續彎曲手肘，頭繼續向前，直到胸口位於雙手之間。

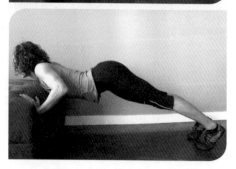

回復原來姿勢，維持胸口朝下的姿勢，直到手肘再度伸直。

需要減緩嗎？

使用比膝蓋更高的表面，會讓這個動作變得比較輕鬆。

8. 雙手膝高半俯衝加 1 秒停頓
Half Dive-bombers with hands elevated knee height and 1-second pauses

胸口位於雙手之間時，停頓 1 秒。

9. 雙手膝高半俯衝加 2 秒停頓
Half Dive-bombers with hands elevated knee height and 2- second pauses

胸口位於雙手之間時，停頓 2 秒。

10. 軍式推舉 Military Presses

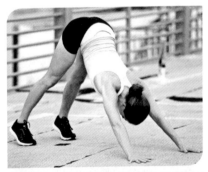

傳統伏地挺身的姿勢。雙腳和雙手都略比肩寬。

手臂伸直，舉起臀部，直到手腕到臀部呈一直線。妳的身體在臀部的位置應該呈直角，後腰應向內微弓。如果大腿後肌的彈性不夠，無法維持腰部微弓，就儘可能挺直即可。

保持身體的直線，腰部微弓，彎曲手肘，將頭降低，直到幾乎碰到地面。

回復開始姿勢，直到雙臂完全伸直。

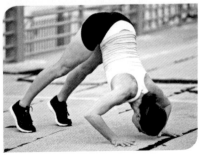

需要減緩嗎？

移動範圍縮短就會變得比較輕鬆，變強壯後再逐漸增長即可。

11. 軍式推舉加 1 秒停頓 Military Presses with 1-second pauses

頭幾乎碰到地時，停頓 1 秒。

12. 軍式推舉加 2 秒停頓 Military Presses with 2-second pauses

頭幾乎碰到地時，停頓 2 秒。

13. 雙腳膝高軍式推舉 Military Presses with feet elevated knee height

將雙腳放在與膝蓋同高的物體上，如椅子或是階梯，然將手放在地上，擺出伏地挺身的姿勢。然後做軍式推舉。

需要減緩嗎？
把腳放在比膝蓋高度更低的表面上。

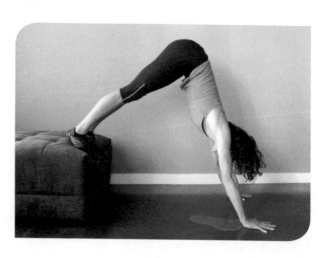

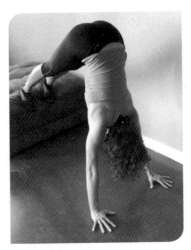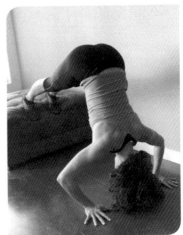

14. 雙腳膝高軍式推舉加 1 秒停頓 Military Presses with feet elevated knee height and 1-second pauses

頭幾乎碰到地時，停頓 1 秒。

15. 雙腳膝高軍式推舉加 2 秒停頓 Military Presses with feet elevated knee height and 2-second pauses

頭幾乎碰到地時，停頓 2 秒。

16. 不回復俯衝 Dive-bombers without reversal

傳統伏地挺身的姿勢。

雙腳和雙手都略比肩寬。手臂伸直,舉起臀部,直到手腕到臀部呈一直線。

將胸部挺出,迅速將上身以弧線向下,直到胸部幾乎碰到地面(此時妳的姿勢應該像傳統伏地挺身下去的樣子,不過臀部微翹起),然後盡可能快速地揚起妳的頭和肩膀,直到背部完全弓起,眼睛可以直視前方,骨盆幾乎貼到地面。從向下到揚起應該是流暢的一個動作。

然後抬高臀部,直到妳回到開始的姿勢。身體向上時,收緊核心肌。

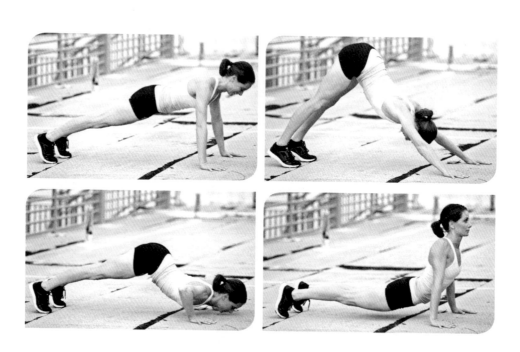

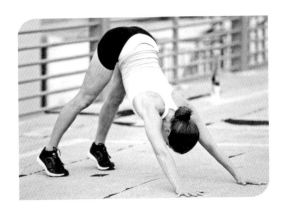

需要減緩嗎？
雙腳打開更大會比較容易。

17. 不回復俯衝加 1 秒停頓
Dive-bombers without reversal with 1-second pauses

當雙眼可以直視前方、骨盆幾乎碰地時，停頓 1 秒。

18. 不回復俯衝加 2 秒停頓
Dive-bombers without reversal with 2-second pauses

當雙眼可以直視前方、骨盆幾乎碰地時，停頓 2 秒。

19. 半俯衝 Half Dive-bombers

傳統伏地挺身的姿勢。雙手雙腳著地，雙腳和雙手都略比肩寬。手臂伸直，舉起臀部，直到手腕到臀部呈一直線。

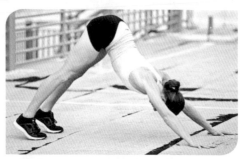

將身體放低，手肘彎曲，直到頭幾乎要碰到雙手之間的地面，如軍式推舉。

此動作的差別在於繼續向下俯衝，抬起頭，直到胸口位於雙手之間，幾乎碰到地面。

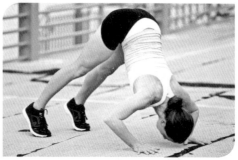

倒轉動作，維持身體和手臂的直線狀態。雙手推，讓手臂伸直至開始的姿勢，同時要收緊核心肌。

利用核心肌幫助身體和雙腿向上回到原來姿勢，有助於減少肩膀和雙臂承受的壓力。

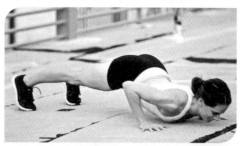

需要減緩嗎？

可以在胸口到達雙手間之前就倒轉動作，以縮短動作的範圍，這會比較輕鬆。等到肌力變強後，再增加移動範圍。

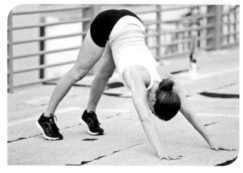

20. 半俯衝加 1 秒停頓 Half Dive-bombers with 1-second pauses

當胸口位於雙手間時，停頓 1 秒。

21. 半俯衝加 2 秒停頓 Half Dive-bombers with 2-second pauses

當胸口位於雙手間時，停頓 2 秒。

22. 俯衝 Dive-bombers

傳統伏地挺身的姿勢。雙手雙腳著地，雙腳和雙手都略比肩寬。手臂伸直，舉起臀部，直到手腕到臀部呈一直線。

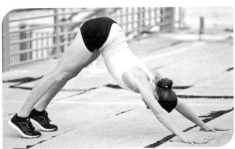

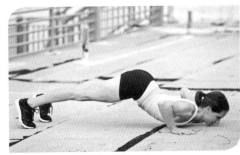

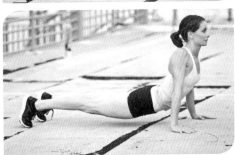

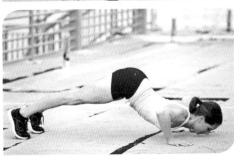

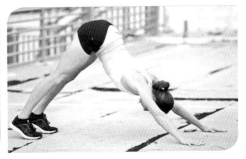

將胸部挺出，迅速將上身以弧線向下，直到胸部幾乎碰到地面（此時妳的姿勢應該像傳統伏地挺身下去的樣子，不過臀部微翹起），然後盡可能快速地揚起妳的頭和肩膀，直到背部完全弓起，眼睛可以直視前方，骨盆幾乎貼到地面。

倒轉動作，再度讓胸口貼近地面（姿勢再度如傳統伏地挺身下去的樣子，不過臀部微翹起），然後才將身體推回原來雙臂伸直、臀部抬高的姿勢——這是最困難的地方。

在抬起回復到開始的姿勢時，專注於保持背部彎曲和收緊核心肌。這有助於減少肩膀和雙臂的負擔。

需要減緩嗎？
雙腳打開更大會比較容易。

23. 俯衝加 1 秒停頓
Dive-bombers with 1-second pauses on the way down

當胸口位於雙手間時，停頓 1 秒。

24. 俯衝加 2 秒停頓
Dive-bombers with 2-second pauses on the way down

當胸口位於雙手間時，停頓 2 秒。

25. 俯衝加回復時 1 秒停頓
Dive- bombers with 1-second pauses on the way up

倒轉動作時，當胸口位於雙手間時，暫停 1 秒，然後才將臀部推高。

準備好更上層樓了嗎？

在每一組動作中增加一次。一旦可以完成次數增加後的所有組數，就加一次，依此類推。妳也可以上 www.marklauren.com 尋找更高階的練習。

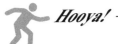 *Hooya!* ---

一旦能做這個運動，妳就正式置身菁英之列了！這個運動一定可以讓妳精實、強壯而且靈活。當大家開始向妳請教如何健身時，千萬別感到驚訝。上 www.marklauren.com 分享妳的成功（並且寄上五成的分紅！）---

垂直推舉 Perpendicular Pushing Exercises

這些動作的開始都是雙臂與身體呈垂直。動作的重點在於妳的胸部、三頭肌、肩膀和核心，尤其是妳的腹部。

專家建議

做這些動作時要時時收縮小腹，將骨盆往前傾，收下顎，以維持從頭到腳呈一直線狀。

絕對別忘了提肛，千萬別讓臀部往上翹！不良的姿勢意味著無力的核心。要收緊妳的核心肌！

雙手要放在適當位置，就是當妳在下方時，胸骨下方會落在雙手手掌之間。

保持肩膀往下，並且往後收，在推的時候肩膀絕對不要聳起。

垂直推舉的困難度順序

1. 雙手位於胸骨推舉

2. 雙手位於胸骨加 2 秒停頓推舉

3. 雙手位於臀高推舉

4. 雙手位於臀高加 2 秒停頓推舉

5. 雙手緊靠臀高推舉

6. 雙手緊靠臀高加 1 秒停頓推舉

7. 雙手緊靠臀高加 2 秒停頓推舉

8. 雙手膝高伏地挺身

9. 雙手膝高伏地挺身加 1 秒停頓

10. 雙手膝高伏地挺身加 2 秒停頓

11. 雙手緊靠膝高推舉

12. 雙手緊靠膝高推舉加 1 秒停頓

13. 雙手緊靠膝高推舉加 2 秒停頓

14. 伏地挺身

15. 伏地挺身加 1 秒停頓

16. 伏地挺身加 2 秒停頓

17. 雙手緊靠伏地挺身

18. 雙手緊靠伏地挺身加 1 秒停頓

19. 雙手緊靠伏地挺身加 2 秒停頓

20. 雙腳抬至膝高伏地挺身

21. 雙腳抬至膝高伏地挺身加 1 秒停頓

22. 雙腳抬至膝高伏地挺身加 2 秒停頓

23. 單手臀高伏地挺身

24. 單手臀高伏地挺身加 1 秒停頓

25. 單手臀高伏地挺身加 2 秒停頓

1. 雙手位於胸骨推舉
Push-ups with hands elevated sternum height

站在距離牆面一大步的位置。雙腳併攏，將雙手放置牆上與胸骨同高。雙手略比肩寬，身體可以略微向前傾。

保持從頭到腳跟呈一直線，彎曲手肘，直到胸部下方位於雙手之間。

推牆，直到雙臂伸直，就算完成一次。

需要減緩嗎？

站得更靠近牆壁。

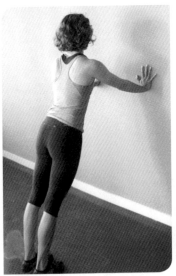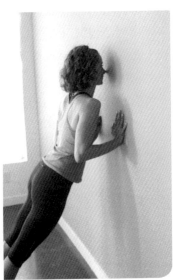

2. 雙手位於胸骨加 2 秒停頓推舉
Push-ups with hands elevated sternum height and 2-second pauses

鼻子幾乎貼到牆壁時，停頓 2 秒鐘。

3. 雙手位於臀高推舉
Push-ups with hands elevated hip height

雙腳併攏，雙手略比肩寬，放在一個與臀同高的堅固平面上，例如流理台、餐桌或是書桌。

保持從頭到腳跟筆直，將身體往下放，彎曲手肘，直到胸口下方幾乎碰到雙手中間。

將自己推回雙臂伸直的位置。

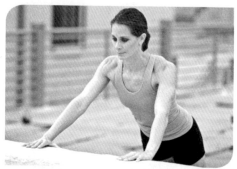

需要減緩嗎？

找一個比臀高還要高的平面來做。

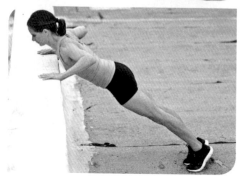

4. 雙手位於臀高加 2 秒停頓推舉
Push-ups with hands elevated hip height and 2-second pauses

胸部幾乎貼到支撐的表面時，停頓 2 秒鐘。

5. 雙手緊靠臀高推舉
Close-grip Push-ups with hands elevated hip height

很類似雙手放在臀高位置的伏地挺身，只不過雙手的位置貼近到拇指可以互相碰觸。在胸口碰到手之前，就開始推起。

需要減緩嗎？
找一個比臀高還要高的平面來做。

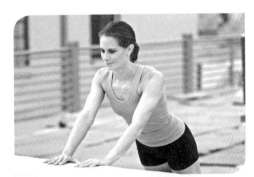

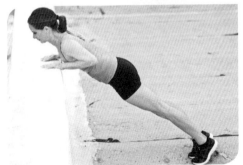

6. 雙手緊靠臀高加 1 秒停頓推舉
Close-grip Push-ups with hands elevated hip height and 1-second pauses

胸部幾乎貼到支撐的表面時，停頓 1 秒鐘。

7. 雙手緊靠臀高加 2 秒停頓推舉
Close-grip Push-ups with hands elevated hip height and
2-second pauses

胸部幾乎貼到支撐的表面時，停頓 2 秒鐘。

8. 雙手膝高伏地挺身
Push-ups with hands elevated knee height

雙腳併攏，雙手略比肩寬，放在一個與膝同高的平面上，例如椅子、擱腳凳或是茶几。

保持從頭到腳跟筆直，將身體往下放，彎曲手肘，直到胸口下方幾乎碰到雙手中間。將身體推回雙臂伸直的位置。

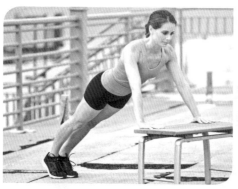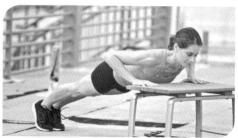

需要減緩嗎？
找一個比膝蓋還要高的平面來做。

9. 雙手膝高伏地挺身加 1 秒停頓 Push-ups with hands elevated knee height and 1-second pauses

胸部幾乎貼到支撐的表面時，停頓 1 秒鐘。

10. 雙手膝高伏地挺身加 2 秒停頓 Push-ups with hands elevated knee height and 2-second pauses

胸部幾乎貼到支撐的表面時，停頓 2 秒鐘。

11. 雙手緊靠膝高推舉 Close-grip Push-ups with hands elevated knee height

這很類似雙手膝高推舉，只不過雙手緊靠到拇指可以互碰。在胸口碰到雙手之前，就開始往上推舉。

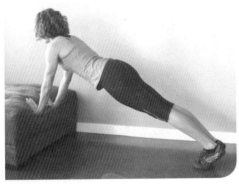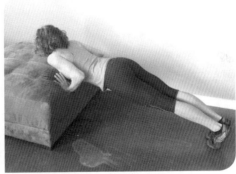

需要減緩嗎？
找一個比膝蓋還要高的平面來做。

12. 雙手緊靠膝高推舉加 1 秒停頓 Close-grip Push-ups with hands elevated knee height and 1-second pauses

胸部幾乎貼到支撐的表面時，停頓 1 秒鐘。

13. 雙手緊靠膝高推舉加 2 秒停頓 Close-grip Push-ups with hands elevated knee height and 2-second pauses

胸部幾乎貼到支撐的表面時，停頓 2 秒鐘。

14. 伏地挺身 Push-ups

跪在地上，身體向前傾，將雙手放在地上比肩膀略寬的位置。

雙膝離地，從頭到腳跟呈一直線，只有雙手和雙腳碰地。做動作時，妳的身體必須維持一直線。

讓胸口往下降，直到幾乎碰到地面。倒轉動作，往上推起，直到回到開始時雙臂伸直的姿勢。

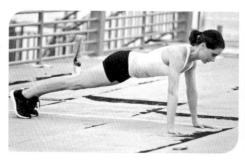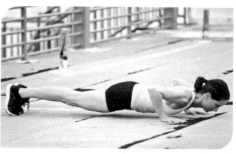

需要減緩嗎？

將雙腳打開。

15. 伏地挺身加 1 秒停頓 Push-ups with 1-second pauses

胸部幾乎貼到地面時，停頓 1 秒鐘。

16. 伏地挺身加 2 秒停頓 Push-ups with 2-second pauses

胸部幾乎貼到地面時，停頓 2 秒鐘。

17. 雙手緊靠伏地挺身 Close-grip Push-ups

這個動作很類似伏地挺身，只不過雙手要緊靠到拇指可以相碰。在胸口碰到雙手之前，就開始往上推舉。

需要減緩嗎？
將雙腳打開。

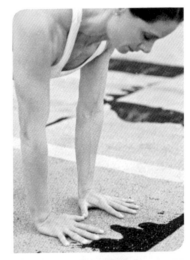

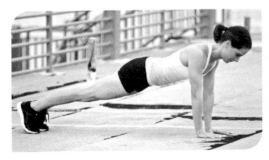
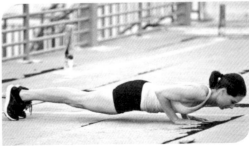

18. 雙手緊靠伏地挺身加 1 秒停頓
Close-grip Push-ups with 1-second pauses

胸部幾乎貼到地面時，停頓 1 秒鐘。

19. 雙手緊靠伏地挺身加 2 秒停頓
Close-grip Push-ups with 2-second pauses

胸部幾乎貼到地面時，停頓 2 秒鐘。

20. 雙腳抬至膝高伏地挺身
Push-ups with feet elevated knee height

採取伏地挺身的姿勢，但是雙腳放在與膝同高的表面上。做整個動作時，身體必須保持筆直。

穩定地讓身體下降，直到鼻尖幾乎碰到地面。

回復至開始的姿勢。

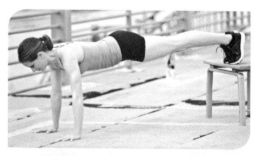

需要減緩嗎？
使用比膝蓋更低的表面。

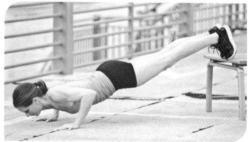

21. 雙腳抬至膝高伏地挺身加 1 秒停頓 Push-ups with feet elevated knee height and 1-second pauses

鼻子幾乎碰到地面時，停頓 1 秒鐘。

22. 雙腳抬至膝高伏地挺身加 2 秒停頓 Push-ups with feet elevated knee height and 2-second pauses

鼻子幾乎碰到地面時，停頓 2 秒鐘。

23. 單手臀高伏地挺身
One-arm Push-ups with hand elevated hip height

向前傾，將手放在與臀同高的表面上，如桌子或流理台，如同在做雙手緊靠伏地挺身。

將右手放在背後。右腳向右跨一步，左腳跟到左肩膀要維持一直線。

維持肩膀與表面平行，盡可能下降至支撐的表面，然後再推回原來的位置。

支撐手臂的手肘要靠緊肋骨的位置。尤其要注意維持肩膀平衡並且放鬆。做動作時僅靠腳尖站立。

在維持身體筆直時會感覺到腹肌用力。

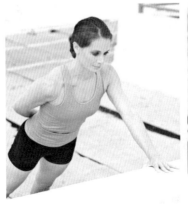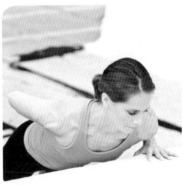

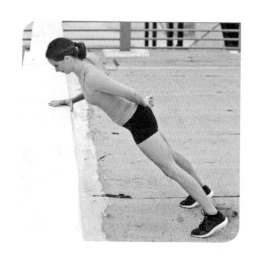

需要減緩嗎？

把雙手放在比臀部略高的表面上。

Hooya! --

　　如果妳能以正確姿勢完成動作，那簡直是太不得了了！妳很快就會發現這是最棒的腹肌運動，因為運用到腰腹扭力，是少數能夠強化迴轉扭力的動作。-------------------------------

24. 單手臂高伏地挺身加 1 秒停頓
One-arm Push-ups with hand elevated hip height and 1-second pauses

胸部幾乎貼到支撐的表面時，停頓 1 秒鐘。

25. 單手臂高伏地挺身加 2 秒停頓
One-arm Push-ups with hand elevated hip height and 2-second pauses

胸部幾乎貼到支撐的表面時，停頓 2 秒鐘。

準備好要更上層樓了嗎？

把手放在越來越低的表面上。當妳可以將雙手放在地面上時，妳的體能狀態比美國大兵還要強！

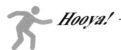 *Hooya!*

上 www.marklauren.com 網站尋找更上層樓的練習。如果妳已經能做到這一步，妳的成功故事可以啟發所有人。

彎曲運動 Bending Exercises

這些動作牽涉到腰部彎曲。彎曲運動能強化妳的雙腿、臀部、背部、核心和肩膀，以及三角肌。

專家建議

做彎曲運動時維持後腰略為往內收，胸部和臀部微微挺出。

保持下巴微收，肩膀往下往後，而非往上聳起。

彎曲運動的困難度順序

1. 早安
2. 早安加 1 秒停頓
3. 早安加 2 秒停頓
4. 戰士
5. 戰士加 1 秒停頓
6. 戰士加 2 秒停頓
7. 提臀
8. 提臀加 1 秒停頓
9. 提臀加 2 秒停頓
10. 舉臀
11. 舉臀加 1 秒停頓
12. 舉臀加 2 秒停頓
13. 單腳提臀
14. 單腳提臀加 1 秒停頓
15. 單腳提臀加 2 秒停頓
16. 單腳舉臀
17. 單腳舉臀加 1 秒停頓
18. 單腳舉臀加 2 秒停頓
19. 羅馬尼亞式單腳硬舉
20. 羅馬尼亞式單腳硬舉加 1 秒停頓
21. 羅馬尼亞式單腳硬舉加 2 秒停頓
22. 單腳戰士
23. 單腳戰士加 1 秒停頓
24. 單腳戰士加 2 秒停頓
25. 單腳戰士雙手握舉

1. 早安 Good Mornings

雙腳與臀同寬，雙手放在腦後。

以臀部為軸心向前傾，保持腰部微微向前（胸部與臀部挺出）。妳的大腿後肌和下背部應該會感到緊繃。往下彎，直到妳不得不拱起後腰為止。

維持腰部微微
向前，倒轉動作。
唯一彎曲的地方
是臀部。

需要減緩嗎？
讓手臂在前面
下垂，或是把手
放在臀部位置。

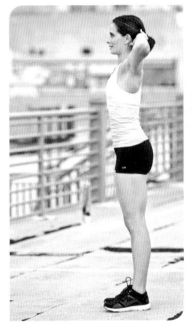
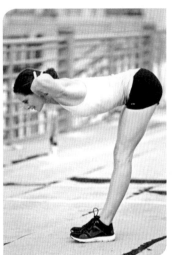

2. 早安加 1 秒停頓 Good Mornings with 1-second pauses

彎下後感覺到大腿後肌緊繃的時候，停留 1 秒。

3. 早安加 2 秒停頓 Good Mornings with 2-second pauses

彎下後感覺到大腿後肌緊繃的時候，停留 2 秒。

4. 戰士 Warriors

這個動作基本上與早安相同，只不過將雙臂伸直高舉。手掌要相對，上臂緊貼著耳朵。

需要減緩嗎？
讓手肘彎曲。

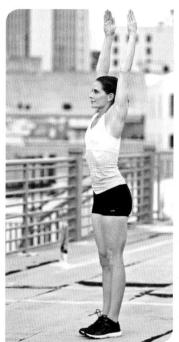
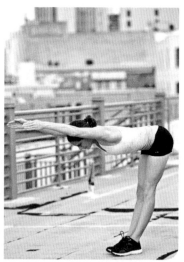

5. 戰士加 1 秒停頓 Warriors with 1-second pauses

在彎下的位置停頓 1 秒。

6. 戰士加 2 秒停頓 Warriors with 2-second pauses

在彎下的位置停頓 2 秒。

7. 提臀 Hip Extensions

平躺在地上，雙手放在身體兩側，腳跟放在與膝同高的平面上，例如椅子。膝蓋彎曲 90 度。

只用雙腿的力量將臀部盡可能往上推舉，直到大腿和上身形成一個向外拱的弧形。

慢慢將臀部放回開始的位置。

做動作時保持膝蓋和雙腳併攏。

需要減緩嗎？

要讓這個動作變得較輕鬆，可以減少臀部推出的幅度。

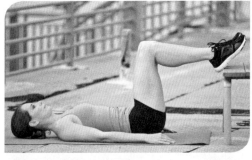

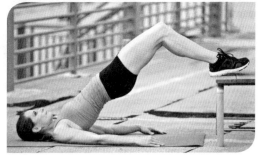

8. 提臀加 1 秒停頓 Hip Extensions with 1-second pauses

在臀部推出的姿勢停頓 1 秒，盡可能夾緊臀部和大腿後肌。

9. 提臀加 2 秒停頓 Hip Extensions with 2-second pauses

在臀部推出的姿勢停頓 2 秒，盡可能夾緊臀部和大腿後肌。

10. 舉臀 Hip Raisers

背部挺直，雙腿伸直坐在地上。

雙手平放在臀部兩側，指尖向前或略為向外打開。

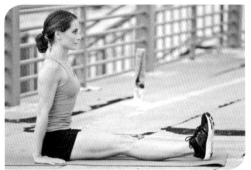

做動作時試圖做出旋轉手掌的動作，但是不要實際轉動。這有助於收縮妳的肩胛骨。

保持雙手筆直，但是手肘不要鎖住。抬高骨盆，腳掌平放地上，雙膝在腳掌上方彎曲 90 度。妳的身體從肩膀、臀部、大腿一直到膝蓋都應該呈一直線。頭往後仰，視線朝上。

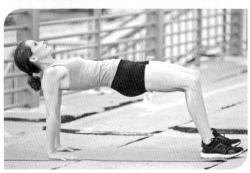

把身體放下回到開始的姿勢。

需要減緩嗎？

不要回到開始的姿勢，而是保持膝蓋 90 度，在臀部碰到地面時即重複動作。

11. 舉臀加 1 秒停頓 Hip Raisers with 1-second pauses

在臀部推出的姿勢停頓 1 秒，盡可能夾緊臀部和大腿後肌。

12. 舉臀加 2 秒停頓 Hip Raisers with 2-second pauses

在臀部推出的姿勢停頓 2 秒，盡可能夾緊臀部和大腿後肌。

13. 單腳提臀 One-legged Hip Extensions

平躺在地上，雙手平放在臀部兩側，右腳腳跟放在與膝同高的表面上，如椅子，左腳向上伸直。右腳在膝蓋的位置應呈 90 度。

僅用右腳的力量將臀部盡可能往上推。妳的左腳膝蓋到肩膀會形成一個略微往外的弧度。

慢慢把臀部放下，回到開始的姿勢。

需要減緩嗎？

不要提高到最高點。隨著肌力增長，逐漸增加動作的範圍。

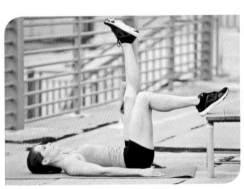
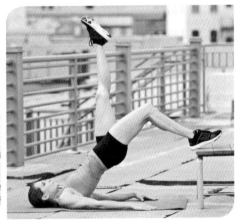

14. 單腳提臀加 1 秒停頓
One-legged Hip Extensions with 1-second pauses

在臀部推出的姿勢停頓 1 秒，盡可能夾緊臀部和大腿後肌。

15. 單腳提臀加 2 秒停頓
One-legged Hip Extensions with 2-second pauses

在臀部推出的姿勢停頓 2 秒，盡可能夾緊臀部和大腿後肌。

16. 單腳舉臀 One-legged Hip Raisers

背部挺直，雙腿伸直坐在地上。

雙手平放在臀部兩側，指尖向前或略微向外打開。

做動作時試圖做出旋轉手掌的動作，但是不要實際轉動。這有助於收縮妳的肩胛骨。

將右腳抬離地面一、兩英寸（3-5 公分）。

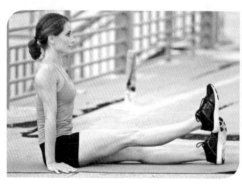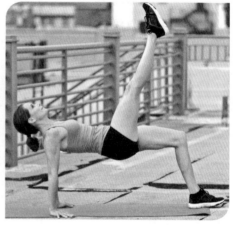

保持雙臂筆直，但不鎖緊手肘。僅用左腿的力量抬起骨盆，直到左腳平踩在地面上。妳的身體從肩膀、臀部、大腿一直到膝蓋都應該呈一直線，或是略為向上拱起。頭往後仰，視線朝上。妳的右腳在做動作時至少以 45 度角朝上。

在做第二次動作之前，將身體放下至開始的姿勢。

需要減緩嗎？

不要回到開始的姿勢，而是讓支撐腳的膝蓋維持 90 度，在臀部觸地時即開始重複。

17. 單腳舉臀加 1 秒停頓
One-legged Hip Raisers with 1-second pauses

在臀部推出的姿勢停頓 1 秒，盡可能夾緊臀部和大腿後肌。

18. 單腳舉臀加 2 秒停頓
One-legged Hip Raisers with 2-second pauses

在臀部推出的姿勢停頓 2 秒，盡可能夾緊臀部和大腿後肌。

19. 羅馬尼亞式單腳硬舉 One-legged Romanian Dead Lifts

直立，左腳略微向後舉起，右腳腳尖朝前。

維持背部略微向前弓的弧形，雙肩平舉，雙手向下伸展，並筆直地將左腳抬起。

做動作時膝蓋微彎，抬高的腳應與身體保持一直線。目標是從左腳腳跟到頭部呈一直線。

將注意力放在抬高的腳上，讓上身隨著抬高的腳而動。盡可能不要讓抬高腳的腳尖朝外。

一旦上身和抬高的腳與地面呈平行或接近平行時——身體呈 T 字形——即可回復到原本站立的姿勢。

如果身體柔軟度無法讓妳將腳抬至與地面平行的位置，可以減少抬高的幅度。但是要做到妳能抬到的最高位置，並且維持背部微弓。

需要減緩嗎？

每做一次就把腳放下。

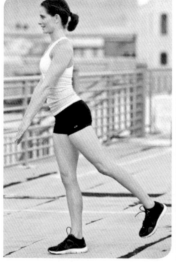
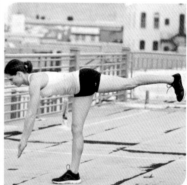

20. 羅馬尼亞式單腳硬舉加 1 秒停頓
One-legged Romanian Dead Lifts with 1-second pauses

一旦感覺到支撐腳的大腿後肌拉緊時，停頓 1 秒。

21. 羅馬尼亞式單腳硬舉加 2 秒停頓
One-legged Romanian Dead Lifts with 2-second pauses

一旦感覺到支撐腳的大腿後肌的拉緊時，停頓 2 秒。

22. 單腳戰士 One-legged Warriors

這個動作很像羅馬尼亞式單腳硬舉，只不過在做動作時雙手要高舉過頭。雙手手掌要面對彼此，雙臂緊貼在耳邊。保持肩膀往身體拉近，而不是向耳朵聳肩。

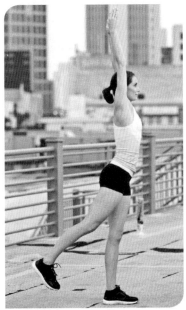

需要減緩嗎？
每做一次就將腳放下穩定。

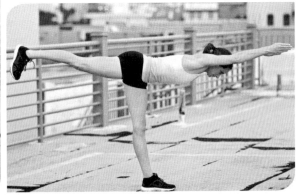

23. 單腳戰士加 1 秒停頓
One-legged Warriors with 1-second pauses

一旦感覺到支撐腳的大腿後肌拉緊時，停頓 1 秒。

24. 單腳戰士加 2 秒停頓
One-legged Warriors with 2-second pauses

一旦感覺到支撐腳的大腿後肌拉緊時，停頓 2 秒。

25. 單腳戰士雙手握舉
One-legged Warriors Holding Object Overhead

身體直立，右腳往後伸並且微微抬高，雙手握住一個 3-5 磅重（1.3-2.3 公斤）的物體高舉過頭，例如電話簿、背包，或是大瓶的水。手掌要掌心相對。

保持背部和肩膀向後微拱，身體向前彎時將右腳筆直抬高。支撐的膝蓋可以微彎，但是抬高的膝蓋必須保持筆直。

用抬高的腳來引導身體完成動作。注意力放在將後腳抬起，而非向前彎。關鍵在於維持雙手到抬高的腳跟呈一直線。

一旦身體和抬高的腳與地面平行時，即可回復到開始的直立姿勢。

需要減緩嗎？
找個較輕的物體握舉。

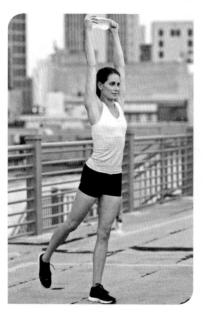

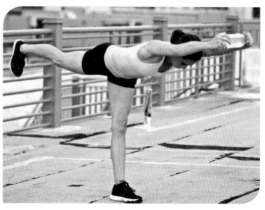

準備好更上層樓了嗎？

一旦克服這些運動，就可以用越來越重的物體、增加停頓來提高難度。不需要增加太多重量就可以讓這個動作變得更困難。我建議每次增加 1-3 磅（0.5-1.3 公斤）。利用背包，變得更強壯時就在背包裡添加輕量物體。妳也可以增加每組的次數，或上 www.marklauren. com 尋求更高階的練習。

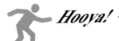 *Hooya!*

這是個發展肌力、柔軟度和平衡的絕佳運動。如果妳能高舉著物體完成這個動作，妳的臀部已經抵達神話的境界、穩如泰山，世界上任何事都不會難倒妳。

PART 3

「妳的身體就是最好的健身房」 營養計畫

7 營養基礎概念

營試過健康飲食的人都能見證從中獲得的無盡好處，例如精力、情緒，和身體組成的改善。無論是什麼目標，正確的營養絕對是基礎。

要吃得健康再容易不過。與其提供複雜的圖表，或是列出讓妳不知道該如何排列組合的食物清單，或是擁有私人廚師才能遵循的餐點計畫，我要讓妳瞭解食物，這樣子妳就永遠能靠自己的知識去決定如何吃。初期我會提供一些餐點範例當作參考，但我希望是教育，而不是控制妳的行為。到最後，妳得自己研究採買清單，而不是照著某本書內寫的做。

營養概念精簡版

正確營養有四個簡單關鍵，能讓妳的外表、感覺都很棒：

1. 每餐吃的每一道菜餚都盡可能只使用一種食材，除非妳想添加一些調味料。
2. 維持每餐來自脂肪、碳水化合物、蛋白質的卡路里均等。
3. 大約每三小時進食一次，差不多一日五餐。
4. 上www.marklauren.com點入「營養」（Nutrition），依照妳的目標（減脂〔要減多少〕、健體或增重）找出每餐應該要攝取的卡路里。

就這樣。

真的，就這樣。

但是想要成功達成目標，除非妳對營養的認識已經非常深厚，妳仍需要知道為什麼，以及如何輕鬆實行這個計畫。請繼續往下讀。

擴展知識，不是妳的腰圍

數百萬年來，我們的祖先完全只靠七種類型食物生存：蔬菜、水果、堅果、種子、肉類、蛋和魚。傳統上女性採集堅果、種子、水果和蔬菜，男人則是狩獵肉類。這些食物來源綜合起來，提供了維持健康生活的必須和完整飲食。氣候、地理和運氣基本上決定了這些營養來源的平衡。但是要記住，不管我們的老祖宗吃多少，這些是他們僅能吃到的食物。當然，我們的身體也適應這些食物的攝取。

直到一萬年前，隨著植物的耕作和動物的馴化，才有了大量的麵包、馬鈴薯、米飯、麵條和乳製品生產。這些相對新的熱量來源就是我們得以發展出複雜社會，以及人口大量成長的原因。

但是，數百萬年來我們的身體卻不是仰賴這些食物而演化。植物和動物馴化以來的時間相對短暫，並沒有讓我們能準備好靠著太多麵包、麵條、米飯和馬鈴薯健康過活。沒錯，人類的壽命在這段期間大大延長了，但並不是因為新的食物，而是因為人類面對飢渴、疾病、傷害、極度嚴寒以及危險動物時不再需要看天吃飯的關係。

所以要認定這些新的卡路里不過是填充品。如果妳發現營養定義和規則讓自己昏頭轉向，只要問自己：百萬年前，在植物和動物馴化之前，人類都吃些什麼？

要瞭解這個簡單的飲食哲學背後的原因，並且針對自己的需求調整，首先，我們必須先瞭解一些基本的營養名詞。

營養素 Macronutrients

營養素包括了蛋白質、脂肪和碳水化合物。相對於一般概念，這三個在健康與有效的營養計畫中都不可或缺。不管妳的目標是什麼，排除任何一項（如某些流行的飲食計畫要求）都會讓妳感到飢餓和疲倦。

微量營養素 Micronutrients

維生素或是礦物質等微量營養素，只需要些許就可以維持最佳健康狀態。儘管已證明微量營養元素失衡會造成體能表現差、疾病甚至死亡，其重要性卻往往會被忽略。

目前的西式飲食雖然熱量很高，卻往往缺乏微量元素，因為餐飲中的高熱量並不天然。

因為我明白不太可能攝取到完美的飲食，所以建議攝取綠色蔬菜補充劑，例如綠色活力（Green Vibrance），一種用有機生長和高營養密度的植物如苜蓿芽、胡蘿蔔、櫛瓜、青花菜芽、四季豆和菠菜等製成的粉末補充劑。

卡路里 Calories

食物是一種能量來源，卡路里就是我們食物能量的度量單位。要改變身體組成和體能表現，卡路里的挑選和份量非常重要。

脂肪 Fats

脂肪是高卡路里的食物，相較於蛋白質和碳水化合物每一克只有四大卡，每一克脂肪就有九大卡，但是這並不表示脂肪不好。要明白，飲食中

的脂肪並不會自動轉化為身體脂肪，而且正確比例的脂肪對於最佳健康狀態非常重要。脂肪改善食物的味道，有助於長時間耐飢、減緩碳水化合物吸收，是絕佳的能量來源，能改善大腦運作、調節賀爾蒙、降低發炎、減少癌症機率，甚至在比例正確下能減少心臟病發生。

　　低脂飲食會讓人感到疲倦，而且總是渴望吃。妳自餐飲中多攝取一點脂肪所獲得的飽足感，反而能讓妳輕鬆地少吃一點在不吃脂肪時所攝取的卡路里。

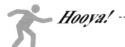 *Hooya!*

靠油脂減脂

　　妳也許在想：「這怎麼可能？我曾經靠著去除飲食中所有的油而減重成功。」

　　沒錯，但是妳不是因為減脂而減重，而是因為減少整體卡路里攝取量而減重。同樣道理，妳攝取來自於蛋白質、碳水化合物和脂肪的等量熱量也會減重。

　　但是加上油脂，妳會減少相同重量卻不會產生飢餓感，反而更容易維持體重。低脂飲食讓人痛不欲生而且難以為繼。和一般做法相反的是在每一餐中增加一點脂肪，反而容易耐飢。膳食脂肪不會自動轉變成妳身上的肥油，但是過多的卡路里會。

飽和與不飽和 Saturated and Unsaturated

　　膳食脂肪分成兩種：飽和與不飽和脂肪酸。飽和脂肪酸大多來自動物性來源和氫化的油脂。不飽和脂肪酸來自植物，例如堅果、種子、酪梨、橄

欖油、亞麻仁油和魚。

　　妳需要的卡路里大約有三分之一來自脂肪，大多數是不飽和脂肪酸。經常吃小把的混合堅果、半顆酪梨，在蛋白質奶昔中加入一大匙亞麻仁油，在沙拉上淋橄欖油和食用大量魚類，都能提供妳所需的不飽和脂肪酸。飽和脂肪酸不需費心，因為它們是我們攝取蛋白質的肉類、蛋和乳製品中的一部分。飽和脂肪酸不應該來自炸薯條、牛油、洋芋片，或是其他垃圾食品。

蛋白質 Protein

　　蛋白質分解後成為胺基酸，也就是用來修補與製造所有細胞（包括妳的肌肉）的原料。維持、生長肌肉必須適量攝取蛋白質。和脂肪或是碳水化合物相比，蛋白質更容易產生飽足感，如果妳必須注意攝取量的話，蛋白質非常有幫助。蛋白質每克有四大卡，主要來源包括禽肉、畜肉、魚類、乳製品、黃豆製品和蛋類。

　　我們將目標設定在每天攝取等量的蛋白質、碳水化合物和脂肪。

　　剛開始可能很困難，但是當妳渴望某種碳水化合物的食物時，試著吃一點蛋白質。相信我，妳的渴望會消失。

碳水化合物 Carbohydrates（Carbs）

　　每克碳水化合物含有四大卡。所有碳水化合物都是由醣分子合成。碳水化合物是重要的能量來源，包括水果、蔬菜、麵條、麵包、早餐穀物、米飯和甘味劑，如砂糖和蜂蜜。妳的卡路里攝取最高原則就是攝取正確的碳水化合物。

升糖指數（GI 值）The Glycemic Index

所有的碳水化合物都必須轉換為葡萄糖，才能進入血液中。碳水化合物進入血液中的吸收速度，幾乎決定了它的價值。

碳水化合物的吸收速度導致胰島素釋放。胰島素能調節血液中的糖含量。當我們攝取快速吸收的醣類，如碳酸飲料或是果汁時，大量的胰島素會迅速消化血液中的糖分，並且將它們轉化為脂肪，這讓我們感到疲倦，並且渴望更多食物以恢復血液中的糖含量。攝取快速吸收的碳水化合物是病態性肥胖的主要成因。

我們利用升糖指數幫助我們挑選較好的碳水化合物。升糖指數就是碳水化合物的吸收速度。低升糖指數碳水化合物吸收得慢（好），一個高升糖指數的碳水化合物吸收得很快（不好）。完整的食物升糖指數索引列在www.marklauren.com的「營養」單元內。

妳會發現，和大多數穀物產品如米飯、麵包和麵條等相比，幾乎所有含有大量纖維的生鮮蔬果（例如蘋果和梨子）的升糖指數都比較低。應該選擇這些天然、未經加工的碳水化合物來源，因為吸收速度比較慢、熱量低，並且含有大量的纖維、水分和微量營養素。

大多數包裝美麗的加工食物的問題就在於含有太迅速進入血液中的醣類，提供了大量的卡路里，卻沒有多少營養價值。尤其當妳想要減少體脂的時候，妳的碳水化合物應該大多來自於低升糖指數的蔬菜和完整的水果。

一般而言，不管是吃菜、水果或是其他來源的碳水化合物，都要堅持低於55升糖指數的選項，除非妳想增肥。我們偶爾吃到的高升糖指數食物（因為實在受不了誘惑）應該納入總卡路里攝取量內——當作餐點的一部

分，並且攝取平衡的營養素，以及至少一些生鮮蔬菜和完整的水果。

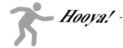 *Hooya!* --

運動後的餐點

運動後有一小段時間，大約 45 分鐘左右，在這段時間內，妳的肌肉對於復原所需的營養素接受度尤其高。因為運動，妳的肌肉纖維已經損傷，並且消耗掉它們的糖儲存量，所以肌肉渴望蛋白質和碳水化合物。

這是妳唯一需要吃高升糖指數碳水化合物的時候，它們可以透過引發胰島素快速反應，迅速補充肌肉所需。一杯麥芽糊精的蛋白質奶昔是絕佳選擇。妳將發現，大多數含有蛋白質和碳水化合物的代餐都是以麥芽糊精做為碳水化合物來源。

這時也是妳唯一要把脂肪加入奶昔或是餐點的時候，因為脂肪會減緩碳水化合物攝取，進而減緩胰島素的反應，減緩肌肉利用營養素修補和成長的速率。

妳就是任務調控員。別錯過將所需營養素送達努力工作肌肉中的 45 分鐘空窗期。

妳應該知道，任何類型的激烈運動都可能會刺激胃口。如果不加以控管，就可能會導致不良的飲食。蛋白質奶昔就是解決方案，因為它能迅速讓妳飽足，並且幫助妳建構更精瘦、強壯的身軀。---

水 Water

水是最重要的營養素。妳的大腦有百分之九十是水，血液也有百分之八十三是水，肌肉有百分之七十五是水，就連妳的骨骼都有百分之二十二是水。水對於身體的每一個系統都很重要。攝取充足水分有助於大腦功能、腎臟功能、肝臟功能、排毒、新陳代謝、關節潤滑和養分吸收。水分

攝取不足的壞處包括疲倦、便秘、頭痛、皮膚乾燥、抽筋、血壓不正常和錯誤的飢餓感。

　　女性每天至少應該喝9杯水。就是4.5品脫，大約兩公升。除此之外還需要視身材、活動量和環境以及整體健康狀態增添水分的攝取。舉例而言，一名住在邁阿密、155磅重（約70公斤）的壘球員，所需的水量要比住在芝加哥的99磅（約45公斤）重的律師要多。

　　在口渴以前就先喝水。如果妳覺得口渴，其實妳已經脫水了。妳的尿液應該是無色，或是很淡的黃色。

　　盡可能隨身攜帶水，可以的話最好是過濾的自來水。省錢，而且是最環保的選擇。我們都需要不斷喝水，不是偶爾大量地喝水。

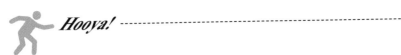

Hooya!

有問題的水

可悲的現實是，水以外的飲料基本上都是垃圾。但有少數例外，例如低脂牛奶、蛋白質奶昔和花草茶。如果妳偶爾喝點葡萄酒、啤酒或是雞尾酒也沒問題。如果妳喜歡咖啡，也可。但是在日常生活中盡量只喝水。

非健怡的碳酸飲料和大多數的果汁都充斥著高升糖指數和毫無營養價值的卡路里。一顆蘋果是絕佳的纖維和維生素來源，但是蘋果汁只不過是添加色素的糖水。

一罐非健怡碳酸飲料就含有 35 克的糖，也就是 140 卡會引發對食物渴望和疲倦感的無用卡路里。每天一罐碳酸飲料，一年就是 51,100 卡，等於 14.5 磅（約 6.5 公斤）的脂肪！這種液體會造成不良的身體組成，並且增加糖尿病和心臟疾病的風險。

堅持喝水，妳的身體會感謝妳。--

靜態代謝率 Resting Metabolic Rate（RMR）

靜態代謝率就是在休息時身體維持運作所需要的能量。靜態代謝率約占身體總卡路里消耗量的65%，其餘的才是活動所需的熱量。

靜態代謝率由幾個因素決定。有些受限於基因，其他我們可以掌控。

決定靜態代謝率的主要因素就是肌肉量，這大約占了靜態代謝率的80%。影響肌肉量的方法只有一個：讓肌肉增生。三十歲以後，大約每十年就會減少5%的肌肉量，大多是因為年齡增長的關係。好在只要做幾個月的訓練，就可以逆轉二十年的靜態代謝率衰退。肌肉就算是在休息的時候都需要能量，這正是有效的肌力訓練如此重要的主因。

肌力訓練不但能提高妳的新陳代謝，而且在運動後三十六小時內依舊持續代謝。這正是激烈間歇訓練比有氧運動要有效的主要原因，後者的強度不足以造成持續影響。

經常進食和做肌力訓練對肌肉的維持與增長非常重要。激烈運動造成新陳代謝持續提升以及運動所增生的肌肉，可以提升靜態代謝率。

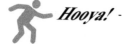 *Hooya!* --

別忘記餵養新陳代謝

另一種積極影響新陳代謝率的方式就是持續提供身體營養素。身體的生存機制是透過減緩新陳代謝來適應饑荒時的匱乏，主要就是靠著消耗會消耗卡路

里的肌肉。頻繁進食比較容易讓肌肉維持和增生，進而使減肥變得容易。妳應該每天約每隔三小時就進食、一天吃五小頓餐點，絕對不要讓自己感到飢餓。

克服無意識進食

戒除不良的飲食習慣可能很難，尤其是超重太多的人。我們不能再像飢餓的翼手龍一樣進食，要改而挑選食物，進食的時候要用心。

我們往往不是食用所需，而是吃太多高熱量的垃圾，這不但讓我們發胖，還無法滿足當初所引發的飢餓和匱乏。

如果我們食用健康均衡的餐點，飢餓感就不是被不健康的營養匱乏引發。因為每頓餐點都有來自生鮮蔬菜的蛋白質、脂肪和碳水化合物，身體能獲得所有該有的養分。當身體在每頓餐點中獲得所需養分時，能讓我們感到飽足的卡路里會少得令人吃驚。請注意其中的差異。

克服情緒性進食

有時候人會因為情緒而企求在食物中滿足。但是這麼做往往引發悔恨、低成就感、增肥，和潛在的健康問題。

有進食的時候，也有面對情緒問題的時候。這兩者不該混為一談。因為一個禮拜的情緒化進食而毀掉好幾個月的努力就太可惜了，反而應該繼續關注妳的餐點，並且用其他方式面對情緒。散步、和朋友聊天或是運動。沒有什麼會是永遠的。如果妳非得吃點東西，把青菜剁一剁，然後大快朵頤吧。

別餓著了

太多人為了減重而挨餓。這絕對不是個好主意。最多不過是短期減少水分、肌肉和脂肪。但是長期而言，這個策略注定失敗。

真的：要減肥，妳吃的卡路里必須少於燃燒的卡路里。只要正確飲食，妳應該會覺得精充沛而且飽足，不是飢餓。

就算妳成功地餓了很久，這只會讓身體接收到減緩新陳代謝、消耗肌肉的訊號。這終究會讓妳體重增加。

人們攝取的比身體所需更多的主要原因，在於他們的飲食沒有提供身體所需的營養素。當妳的身體缺乏營養時，它就發出進食的訊號。不管妳吃了多少空洞的卡路里，妳營養不良的身體仍會不斷地引發飢餓感，挨餓只會讓這種匱乏感加劇。最後，饑渴感終究會勝利，然後越演越烈。只要妳不吃營養豐富的餐點，讓身體靠著較少的卡路里就能感到飽足，妳的身體就會不斷渴求更多空洞的熱量，進一步刺激失控的饑渴感。這是種惡性循環。一方面妳覺得自己在挨餓，其實卻在持續攝取太多不需要的熱量。最後的結果就是妳痛苦萬分，而且沒有任何好處。

Hooya!

聽過夜間進食會讓妳發胖嗎？錯的。妳晚上吃進去的卡路里並不會自動變成脂肪。如果妳每天攝取兩千卡，燃燒兩千卡，妳會維持卡路里平衡。不論這些熱量是在什麼時候攝取。

那些晚上不吃東西而減肥成功的人，是因為她們的總卡路里攝取量減少了，而不

是因為她們晚上不進食。

　　我們身體大多數的復原和修補工作是在快速眼球轉動（REM）睡眠期進行。尤其有做肌力訓練的話，擁有必需的營養素會改善睡眠品質，並且幫助妳減肥。

　　相反的，若身體所需的所有營養素都來自天然食材，低卡餐點的飽足感會讓妳驚訝。

　　底線在於，忽視了一、二十年的問題無法在一個月就解決。如果妳嚴重地過重，可能會需要一年的時間。我知道，這簡直就像永恆一樣遙遠。但是妳會改變，妳必須現在就開始。

　　重申一次，這並不意味著妳得餓一整年，並且把所有空閒時間都花在運動上。只需要略為調整生活即可：將1%的時間放在快速、有趣的運動上，並且認識妳的食物。事實上，妳更不容易感到飢餓，而是感到更飽足並且更精力充沛。但是妳需要有耐心。只要有耐心，妳就會成功。沒有耐心，就不會成功。這些運動也許很快速，但是如果超重太多，瘦身的時間不會太快。這就是現實。任何說法不同的人都是在騙妳。

8 詳讀成分，計畫飲食

說到攝取正確的營養，沒有什麼比學會閱讀和瞭解食物營養成分表更有效。學會後，妳就可以有效率地計畫多樣飲食了。

我先提供一個如何閱讀食物並且運用於餐點上的範例。這是一般的燕麥片營養成分表。理想上，妳的所有食物來源都應該只有一個成分，正如這燕麥片。燕麥片是絕佳的早餐基礎，也是最重要、最常被忽略的一頓餐點。

1.從上往下讀。先要注意的兩件事是「一份份量」和「每包含幾份」，然後在每份份量下檢視卡路里。

一份份量和卡路里含量一樣重要。不要被馬芬蛋糕一份只有150卡給騙了，其實那一個馬芬是四份的

營養標示	
每份是1/2杯（40g）	
本包裝含量：13份	
每份含量	
卡路里150	來自脂肪的卡路里為25
	每日建議攝取量%*
脂肪 3g	4%
飽和脂肪 0.5g	2%
反式脂肪 0g	0%
膽固醇 0mg	0%
鈉 0mg	0%
碳水化合物 27g	9%
膳食纖維 4g	15%
糖 1g	
蛋白質 5g	
維生素A	0%
維生素C	0%
鈣	0%
鐵	10%

＊比例是以2000卡的飲食計算。妳個人的每日攝取量可能更高或是更低，取決於每個人的卡路里需求。

	卡路里	2000	2500
脂肪	低於	65g	80g
飽和脂肪	低於	20g	25g
膽固醇	低於	300mg	300mg
鈉	低於	2.400mg	2.400mg
碳水化合物		300mg	375mg
膳食纖維		25g	30g

量。哪個人買了馬芬蛋糕後只吃四分之一個？馬芬蛋糕的真正熱量是600大卡。許多我們應該要迴避的垃圾食物也是。飲料通常都列出8盎司的卡路里含量，儘管沒有人只喝8盎司的飲料，因為一罐飲料是12盎司，一瓶飲料則是16-20盎司。這就是飲料的營養成分往往會誤導的原因，一份真正被喝下去的量，往往要比「8盎司」要來得多許多。

在這個燕麥範例中，半杯量確實可以製作出一份相當的燕麥片粥，因此，所提供的營養標示確實有助於瞭解一份的燕麥粥的份量。

2.瞭解卡路里從哪裡來。視線往下看，落在「脂肪3g」的地方。

我們盡可能選擇完整食物，也就是單一成分的食物。在這種情況下，那些不好的成分，例如反式脂肪、高膽固醇和高鈉都不成問題。這些應該都像燕麥片一樣相當低。

接下來看「碳水化合物27g」。

其中有4克是膳食纖維。很好，正如大多數完整食物該有模樣。如果這些碳水化合物含有糖分的話也會相當少，而且是天然的。

最後要看「蛋白質 5g」。

下面還列出一些維生素，最後是FDA針對範例餐點的基本指南。坦白講，我從來不看這些，我也不在意最右邊的每日建議攝取量的百分比。不幸的是，在營養學方面FDA仍處於石器時代，現代人吃得比FDA建議我們應該要吃得好多了。

檢視這張表應該不用花五秒鐘。接下來是最重要的步驟：以這張表來安排均衡飲食。

3.檢視「脂肪」和「碳水化合物」以及「蛋白質」的比例。

每一種營養素大約應占據一頓餐點的三分之一。要記住，這不是每一種

個別食物中的三大營養素的比例,而是整頓餐點的比例。

所以,針對燕麥片,妳的脂肪、碳水化合物和蛋白質的比例是3g(27卡):27g(108卡):5g(20卡)。妳還有增加一些蛋白質和脂肪的空間。到底是多大的空間,就看妳的目標是什麼了。

大多數女性每天需要大約2000卡的熱量。如果妳只想塑身,也就是基本上維持體重,但是要減少一些脂肪、增強肌力,妳的攝取量就差不多是這麼多。

如果想要增重,每天攝取2500卡。

如果想要減肥,每天只要攝取1500卡。

要記住,這只是概略的數字。再看一看www.marklauren.com網站上「營養」的單元,根據妳的目標再計算出每天應該要攝取多少卡路里。

如果妳要減肥每天只攝取1500卡,那每日五餐的每一餐都應該只有300卡。這表示25g蛋白質(100卡),25g碳水化合物(100卡)和12g的脂肪(約100卡)。

回到我們的燕麥片。加上一顆中型的全蛋和兩顆蛋的蛋白,妳大約就攝取了300卡,而且三大營養素的熱量均衡。妳準備好了。或者也可以直接將蛋白粉混入燕麥片中,我經常這麼做,然後再加上四分之一個酪梨提供脂肪。最好的方式是單獨用熱水拌勻蛋白粉至布丁或是更稀薄的狀態,然後等到燕麥片煮好後,再拌入燕麥粥中。聽起來有點噁心,但是做得對的話還蠻美味的。

其中牽涉到的算術很簡單。妳會發現只要一、兩個禮拜,這根本就成了直覺了。

如何計畫餐飲

這裡我要採用1500卡的餐飲為範例。以下是1500卡餐點的模樣。每頓餐點的脂肪、碳水化合物和蛋白質的比例都相當，並不需要非常地精確。

要有一頓健康、均衡的餐點，妳必須要檢視計畫要食用的食物的營養價值。再說一遍，一個典型的1500卡減肥計畫餐點，每一頓應該只有300卡，來自每一種營養素的熱量都是100卡。

要從1500卡的餐點計畫中規劃出五頓300卡的餐點，妳每一頓需要大約25克的蛋白質、25克的碳水化合物和25克的脂肪。

蛋白質25克＝100卡

碳水化合物25克＝100卡

脂肪11克＝99卡

總共299卡。

記住，這些不需要很精確。只要確保每頓餐點至少都有一些三大營養素，理想的狀況是大約80-120卡之間。也就是每頓餐點有9-13克的脂肪，20-30克的碳水化合物和蛋白質。

開始的時候，把這300卡的飲食計畫寫下來比較有幫助。因為我建議單一食材的餐點，例如魚、肉、蛋、水果和蔬菜，但是這些都沒有營養成分分析，所以請上www.marklauren.com，就可以輕鬆找到大多數食物的營養價值。

餐點計畫範例

　　這是一份很容易準備的1500卡餐點計畫。並不是不能更動，只是一個良好餐點的模樣。

早餐：第一頓

　　一根香蕉：0克脂肪，25克碳水化合物，0克蛋白質。

　　兩顆中型全蛋：11克脂肪，0克碳水化合物，12克蛋白質。

　　兩顆中型蛋的蛋白：0克脂肪，0克碳水化合物，11克蛋白質。

　　營養素比例：

　　11克脂肪：25克碳水化合物：23克蛋白質

　　（11：25：23）

　　脂肪：99卡

　　碳水化合物：100卡

　　蛋白質：92卡

　　全部：291卡

　　或是

　　一份燕麥片：3克脂肪，27克碳水化合物，5克蛋白質

　　一大匙花生醬：8克脂肪，3克碳水化合物，4克蛋白質

　　一顆白煮蛋：0克脂肪，0克碳水化合物，20克蛋白質

　　11：30：29

脂肪：99卡

碳水化合物：120卡

蛋白質：116卡

全部：335卡

上午點心：第二頓

妳可以購買含有碳化合物的蛋白粉，讓這一頓變得更簡單。

一匙蛋白粉：0克脂肪，0克碳水化合物，22克蛋白質

半杯冷凍草莓：0克脂肪，9克碳水化合物，0克蛋白質

半杯蘋果汁：0克脂肪，15克碳水化合物，0克蛋白質

一大匙亞麻仁油：12克脂肪，2克碳水化合物，0克蛋白質

12：24：22

脂肪：108卡

碳水化合物：96卡

蛋白質：88卡

全部：292卡

午餐：第三頓

接下來兩頓餐點都是沙拉，可以製作雙倍份量，然後分成兩頓食用以省麻煩。只不過妳在一天之內得吃兩頓一樣的沙拉。要確保挑選不同顏色的蔬菜——小番茄、菠菜、蘑菇、洋蔥、甜椒等等。發揮創意，並且嘗試新的食材。避免典型而且營養價值不高的生菜。

一份手掌大小的雞胸肉：0克脂肪，0克碳水化合物，27克蛋白質

四杯綜合蔬菜＊：0克脂肪，20克碳水化合物，0克蛋白質

¼ 顆酪梨：9克脂肪，4克碳水化合物，0克蛋白質

一大匙油醋醬：4克脂肪，1 ½ 克碳水化合物，0克蛋白質

13：25 ½：27

脂肪：117卡

碳水化合物：102卡

蛋白質：108卡

全部：327卡

下午點心：第四頓

六顆白煮蛋的蛋白：0克脂肪，0克碳水化合物，22克蛋白質

半盎司核桃：9克脂肪，2克碳水化合物，2克蛋白質

五杯綜合蔬菜＊：0克脂肪，25克碳水化合物，0克蛋白質

一大匙油醋醬：4克脂肪，1 ½ 克碳水化合物，0克蛋白質

13：28 ½：24

脂肪：117卡

碳水化合物：114卡

蛋白質：96卡

全部：327卡

＊每杯綜合蔬菜的熱量是粗估。

晚餐：第五頓

一塊手掌大小的烤鮭魚：7克脂肪，0克碳水化合物，25克蛋白質

半杯南瓜：0克脂肪，3克碳水化合物，0克蛋白質

半杯櫛瓜：0克脂肪，3克碳水化合物，0克蛋白質

一小匙橄欖油：5克脂肪，0克碳水化合物，0克蛋白質

12：20：28

脂肪：108卡

碳水化合物：80卡

蛋白質：112卡

全部：300卡

全天熱量：1537卡（採用第一個早餐），1581卡（採用第二個早餐）。

我個人最喜歡的方式是放一塊肉在烤盤上，再切一堆各式各樣的蔬菜，例如黃椒、紅椒和青椒、番茄、喜黃瓜、酪梨、蘑菇和青花菜等等。如果那塊肉的脂肪含量不多，我就在蔬菜上加一大匙亞麻仁油或是橄欖油。簡單而且很美味，正是我喜歡的方式。

妳可以視喜好自行重組菜單，找食材替代，或是完全推翻。利用這個為起點，讓準備餐點越簡單越好。

剛開始頭兩週要計畫餐點，列出採購清單，並且記錄妳吃的所有食物。因為要做計畫所以有點討厭，可是一旦妳熟悉自己喜歡的食材、份量和用餐時間後，這一切都會變成習慣。

　　妳不需要擁有會計師執照才算得出這些卡路里，餐點不需要很精確。在現實生活中，餐點很少是精確的。就我個人而言，我只是簡單地確保我有大約手掌大小的蛋白質，從各式蔬菜中攝取碳水化合物和一點點脂肪而已。我說一點點脂肪，是因為這是個能量密度高的營養素，所以份量看起不多。相信我，妳很快就會習慣了。

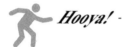 *Hooya!* ---

　　想像現在是夏天。幾天前妳才舉辦過一場很成功的烤肉宴，大家都吃得很盡興，高興到妳忘記把剩下來的食物收好。於是，妳在幾天後經過烤架時，找到一些在攝氏 37 度下腐爛了好幾天的漢堡肉。妳會：

A. 吃下去

B. 扔掉

　　看起來像是個愚蠢的問題，是吧？其實蠻噁心的。如果妳在過去幾天內沒有好好排便，那妳基本上已經吃下了那些漢堡肉，那就是妳體內的狀況。

　　所有吃下去的食物會在內臟內停滯在攝氏 37 度的溫度中，除非妳的排泄很正常，否則妳的體內會有好幾天部分消化、部分咀嚼、腐爛的食物，而不僅僅是一天份而已。

　　如果妳想要感覺、看起來、表現出妳的最佳狀態，就必須固定排便。

　　最好的方式？喝充足的水，並且盡可能以天然來源如整塊的高纖蔬果來取代精緻的碳水化合物。精緻碳水化合物通常纖維含量低，而且會在妳的內臟中變成濃稠、黏膩、阻礙正常移除廢物程序的糊。

　　直到 2011 年為止，政府的營養指南都還認為我們應該有一半的熱量攝取來自

於如麵包、米飯和麵條等穀物加工品。以一個 2000 卡的餐飲為例，就是每年有 365,000 卡的低營養價值、阻礙腸道的糊累積在妳的體內。現在想想看妳吃了多少年這樣子的飲食。

在體內廢物有機會堆積並腐爛之前，要盡可能每天排除掉。正常運動會很有幫助，或者，有時候花一點時間獨處，好讓妳的身體產生該有的感覺。

內臟裡面逐漸堆積的廢棄物和毒素，可能會造成水腫、皮膚問題，還有可能造成腸躁症。有無數的理由要妳正常排泄。妳的精力會增加，營養吸收變好，還可以調節食欲，體重和腰圍都會立刻減少，再搭配上我這良好的肌力訓練計畫，減脂就會更輕鬆。

妳對於吃的食物和如何進食的意識都將迅速變成潛意識。但是在此之前，妳必需要訓練自己。

女性常見的營養匱乏

妳在閱讀營養成分標籤並計畫餐飲的時候要記住，許多女性經常在某些微量營養素上攝取不足。要注意以下常見的攝取匱乏：

鈣

骨質疏鬆症患者有80%是女性。鈣含量不足往往要到年長，當骨質疏鬆導致容易受傷、生活品質降低後才顯現出來。肌力訓練的好處之一就是增加骨密度，但是沒有適當的鈣吸收，就不會完全顯現出重量訓練的功效。

維生素 D3

這個營養素對於鈣的吸收扮演關鍵角色，對於維護神經與免疫系統也扮

演著重要角色。某些癌症，如乳癌、卵巢癌、直腸癌和膀胱癌，都和維生素D3匱乏脫不了關係。

　　維生素D3缺乏在日照不足的地區尤其常見。D3大多是靠著陽光照射肌膚形成。皮膚白皙的人在陽光下製造D3的效率高於皮膚黝黑的人。維生素D3如此重要，導致住在高緯度的人演化出白皙的肌膚。

　　一般而言，讓妳四分之一的皮膚，每週三到四次暴露在直接照射的陽光下5-15分鐘是健康的做法。皮膚白皙的人需要的照射較少，深色肌膚的人需要照射的時間較多。

酸性飲食

　　身體必須維持血液的弱鹼性，才能擁有頂尖的健康。當飲食讓我們的身體變成弱酸性時，就會利用鈣和其他的礦物質來中和，這些礦物質來源就是我們的飲食或是骨頭。大多數採用西方飲食者的血液都偏酸，主要是因為他們吃太多的肉和乳製品，蔬菜又吃得太少。這點也可以透過食用多樣蔬果來補充碳水化合物，以及攝取鮮綠營養補充劑來修正。

鐵質

　　因為月事的關係，女性都缺鐵。這可能導致長期的疲倦感和體能表現較差。吃鐵質含量豐富的食物，例如肝臟和紅肉，或是用鑄鐵餐具來烹調，並且服用鐵劑，都有助於修正。如果妳服用含鐵的鮮綠營養補充劑，我建議在月經期間每天服用兩次。

Omega3 與 Omega6 的比例

大衛・賽文─薛伯瑞（David Servan-Schreiber）在所著的《自然就會抗癌：罹癌醫師的科學觀點》（*Anticancer: A New Way of Life*）一書中指出，在1976至2000年間，美國減少了11%的脂肪攝取量，4%的卡路里攝取量，但是病態肥胖卻在同期間成長了31%。

除了不運動和加工的碳水化合物之外，問題很可能就在Omega3與Omega6的比例，大多落於1：15到1：30之間。

這種不均衡是因為大量攝取植物油和食用穀物、玉米和黃豆的畜肉，而非食用食草的畜肉。因為Omega的不均衡，讓我們的牲畜變肥的食物也讓我們變胖。這些脂肪酸無法在體內產生，必然是來自飲食。

解決之道是多吃魚和食草的畜肉（比例為1：1），並且盡可能迴避在所有加工食物中都有的對「心臟有益」的植物油。亞麻仁油、橄欖油、椰子油和魚油都是絕佳的膳食脂肪來源，也有助於改正這種不均衡。

9 最容易增肥的 10 種方法

10. 不吃早餐

許多研究顯示，不吃早餐的女性裡超重的人比吃早餐的女性更多。經過八個小時沒進食，不要用吃來啟動新陳代謝非常重要。這麼做會損失肌肉，並且讓體脂增加，而且妳保證會用對食物的渴望來決定飲食，而非出於明智的選擇。

絕對要避免在一起床就吃一塊能補充水分的新鮮水果。水果中的糖分會在接下來的二、三十分鐘內刺激妳的胃口，讓妳難以省略一天中最重要的一餐。

9. 挨餓

避免吃少量、固定、讓妳提升精力和得到飽足感的餐點。與其每三個小時吃一小頓，還不如吃一、兩頓大餐讓血糖飆高，讓胰島素在強烈反映後陡然下降。挨餓會讓燃燒卡路里的肌肉無法提供穩定的必須營養素，肌肉會萎縮，並且騰出空間給新增的脂肪。

8. 吃高升糖指數的碳水化合物

一定要攝取大量導致西方社會病態肥胖問題的加工碳水化合物和高升糖指數食物。從全麥麵包、優格、精力棒、果汁、早餐穀物和碳酸飲料，到大量的高升糖指數碳水化合物皆可。

要增肥，就只吃高於55升糖指數的碳水化合物。可能的話，最好只吃這些加工碳水化合物，這會讓血糖以最大幅度起伏。蛋白質，尤其是脂肪，會減緩糖類吸收，絕對不是妳想要變成大隻佬所需的營養素。

7. 不吃生鮮、高纖蔬果

基於高營養價值、高體積與卡路里比例和低吸收速率，這些都是妳的頭號敵人。大多數蔬果都含有維生素、礦物質、纖維和水分，而且缺乏卡路里。想想看，兩杯南瓜或是櫛瓜只有40卡。要攝取400卡，妳至少得吃上40杯！想要增肥有點困難。

用加工的碳水化合物取代妳目前食用的新鮮、高纖蔬果，妳將會攝取更多空洞的卡路里，並且絕對會因為血糖跌宕起伏讓妳感到不飽足，並且導致微量維生素匱乏。

6. 不喝水

改喝果汁和碳酸飲料。大多數的果汁每杯含有115卡高升糖指數的醣，一罐碳酸飲料大約是140卡。單靠這些就足以累積大量的空洞卡路里。更棒的是，妳的血糖會一整天都忽高忽低。健怡碳酸飲料也很棒，因為人工甘味劑與新陳代謝混亂和對糖的渴望有關。

檢視妳的尿液，因為會出現各式詭異的顏色！萬一是透明無色，那表示妳意外地用白開水來補充體內的水分。

5. 狼吞虎嚥

妳的身體大約需要20分鐘才會感到飽足，所以，盡快把食物塞入口中非常重要。一天只吃一餐或兩餐會更容易狼吞虎嚥，因為等到妳終於可以吃的時候，根本就餓爆了。

4. 不吃完整的食物

必須由工廠混合食材，不是妳的廚房。採購時只買含有各式各樣原料的加工食物，要確保妳唸不出大多數成分。這些食物的卡路里升高糖指數最高，營養價值最低。絕對要避免在附近的食品雜貨店消費，可能會有單一食材讓妳分心，例如水果、蔬菜、紅肉、禽肉、蛋、堅果或是種子。

3. 攝取過多熱量

每天攝取超過妳所需的熱量500至750卡。大多數尋求顯著增加脂肪量的女性，一天吃一般想要減肥女性一倍的3000卡就很足夠了。增肥的有效方式是吃油炸或是有麵衣的食物。

不管妳做什麼，千萬不要上w ww.marklauren.com網站，或是利用「營養」連結下的計算機告訴妳針對妳特定需求（減脂、修飾線條或是變壯）所需熱量的休息代謝率。只要吃，吃，不斷地吃就對了！

2. 持續節食

如果妳被騙去吃減肥餐，我強烈建議絕對不要有片刻懈怠！通常我會建議每個月有7天略微提升卡路里的攝取量以維持均衡，這可以預防過度訓練、過勞和肌力損失。同時也會讓妳士氣高昂，不至於抓狂。但是，拜託，千萬要把神智清醒這種小事拋在腦後，並且盡可能不斷地吃減肥餐，直到妳終於支撐不住放棄為止。

1. 不要肌肉

避免肢體活動！如果一定得運動的話，堅持只做低強度有氧運動，這樣子絕不會增加肌肉量，還可能造成肌肉流失，新陳代謝絕對不會持久。

最後一步：自立自足

妳可以選擇：照顧好自己，或是盡可能拖延，直到來不及。就是現在，這一刻，不是等一下，不管現在妳的生活中發生什麼事，妳必須要做決定。

世上大多數的人都選擇失敗。她們拖拖拉拉地過著二流人生、體重過重、精神疲憊，讓時間累積惡果。隨著年齡增長，她們的腰圍變大，身高變矮，背痛而且駝背。終於，她們的行動受限，往往提早去見造物主。

還有我們這種少數人，決定真的要為健康盡點力。我們運動，注意自己的飲食，不是過度熱衷，而是獲取足夠的知識。我們對基本營養有概念，每天運動20到30分鐘，一個禮拜運動3次，用不到我們百分之一的時間，只因為我們只需要花這些時間。我們以生理、心理和精神的力量來面對生命中的障礙。我們在意自己的外貌，而且我們看起來很棒。

我們靠著每天運動提供的精力顯得生氣勃勃，靠著它消除生命中許多不好的面向——憂鬱、焦慮、緊張、壓力、無聊和不耐等等。運動讓我們能輕鬆而且清晰地思考。我們知道，不運動會讓生活變得很糟，所以不能讓這種事情發生。

擁有運動員般的體魄是快樂人生的最偉大祕密之一，妳只要犧牲一點點時間就可以達成這目標。妳嶄新的運動體能會融入妳現有的生活，讓妳過

更快樂的生活。

但是，這裡容不下觀光客。如果妳想減重並且擁有好氣色，妳要做的就得比一個四週運動計畫來得更多。妳得要將這些運動和營養指南融入生活，妳必須和本書攜手共進，否則妳什麼目標也達不到。

我認識的真正健康的女性有九成九都是靠自己達成目標。其他人上課、雇用教練或是找個運動夥伴，是因為她們想保有動能，並且為自己負責。有個老師或是教練能讓妳安心、安慰妳，甚至在必要時責備妳，這當然很棒。但是到最後除了妳自己，沒有人能對妳負責。

妳必須將完全獨立建入計畫，並且追求長遠的成功。只有妳明白自己的需求以及何時需要。只有妳才能感受到妳的肌肉、肺部和韌帶。最後，也只有妳才能讓自己身體健康。所需的一切都是妳──妳才能隨時隨地、隨心所欲、終此一生獨自、有效地運作。

現代女性主控很多事：從全球最大的企業體到軍事單位，到家庭（這並不是依據重要性遞減的列舉）。但是有太多人卻不掌控自己。

即將進入二十世紀時，蘇珊・B・安東尼（Susan B. Anthony，美國著名民運領袖）就宣告：「腳踏車對女性的解放遠超過世上任何東西。」她讚揚這個運動器材賦予女性新的自由和自立自足。現在已經進入二十一世紀了，我們終於可以踏出下一步。現在女性比過去更精瘦和強壯時，除了自己以外，什麼都不需要。這才是真正的自由，真正的自立自足，真正的獨立。

在健身中尋得自立自足才是本書的真正主題，也是終生美貌和健康的第一祕訣。

妳為所有的人付出，但是首先必須為自己付出。除了妳之外，沒有人能

灌注更多的動能。終極的健身不是仰賴團體達成的，妳只能仰賴一個永遠
不會缺席的人：妳。

　　妳就是自己的動力。

　　妳就是自己最好的健身房。

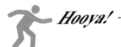 *Hooya!* --

　利用智慧型手機或平板電腦上面的條碼掃描軟體，就可以造訪 YouTube 頻道看
運動示範！如果妳的裝置上沒有條碼掃描的軟體，也可以直接造訪 YouTube 頻道：
https://www.youtube.com/user/MarkLauren2

 YouTube 頻道

 健身運動示範

謝詞

我要感謝非常愛我的女友Samatha的強力支持。帶領她從第一個「讓我進去」到第一個「引體向上」是我最大的收穫。謝謝妳，寶貝。

我也要感謝我們的模特兒Jeannie在拍攝上奉獻出驚人的精力與時間。身為妻子、全職母親，現在也是運動員和我的朋友，她不斷在鼓舞我向前。

最後，本書的兩位作者都要感謝讓本書成真的兩個人：我們的編輯Marnie Cochran，她將我們長時間努力的成果修潤成目標專一的願景。我們不可能有更好的編輯了。對於經紀人Steve Ross長期、持續的引導和合作，我們更懷著無盡的感激。

健身動作索引

英文索引

中文索引

附錄

做運動的目標與不做的藉口	
目標	藉口

目標	藉口

初期評估表

初期評估

鍛鍊日	運動項目	組數和次數	以正確姿勢完成的 最後動作
評估日1	拉	奇數動作12次	
	深蹲	奇數動作12次	
	垂直推舉	奇數動作12次	
評估日2	直線推舉	奇數動作12次	
	彎曲	奇數動作12次	

重量與尺寸記錄　　　　　　　日期：

體重	右臂圍	左臂圍	胸圍	腰圍	臀圍	右腿圍	左腿圍	BMI	體脂率	基礎 代謝率

心得記錄

_____

_____

_____

_____

_____

_____

_____

_____

_____

我的運動記錄

週期1：第1周

鍛鍊日	運動項目	組數和次數	動作編號	間隔時間
第1天	拉	2×12		2分鐘
	深蹲	2×12		3分鐘
	直線推舉	2×12		2分鐘
	彎曲	2×12		3分鐘
第2天	拉	2×12		2分鐘
	深蹲	2×12		3分鐘
	垂直推舉	2×12		2分鐘
	彎曲	2×12		3分鐘
第3天	拉	2×12		2分鐘
	深蹲	2×12		3分鐘
	直線推舉	2×12		2分鐘
	彎曲	2×12		3分鐘

週期1：第2周

鍛鍊日	運動項目	組數和次數	動作編號	間隔時間
第1天	拉	2×12		2分鐘
	深蹲	2×12		3分鐘
	垂直推舉	2×12		2分鐘
	彎曲	2×12		3分鐘
第2天	拉	2×12		2分鐘
	深蹲	2×12		3分鐘
	直線推舉	2×12		2分鐘
	彎曲	2×12		3分鐘
第3天	拉	2×12		2分鐘
	深蹲	2×12		3分鐘
	垂直推舉	2×12		2分鐘
	彎曲	2×12		3分鐘

在妳準備要進階的動作旁邊注記↑

週期1：第3周

鍛鍊日	運動項目	組數和次數	動作編號	間隔時間
第1天	拉	3×10		2分鐘
	深蹲	3×10		3分鐘
	直線推舉	3×10		2分鐘
	彎曲	3×10		3分鐘
第2天	拉	3×10		2分鐘
	深蹲	3×10		3分鐘
	垂直推舉	3×10		2分鐘
	彎曲	3×10		3分鐘
第3天	拉	3×10		2分鐘
	深蹲	3×10		3分鐘
	直線推舉	3×10		2分鐘
	彎曲	3×10		3分鐘

週期1：第4周

鍛鍊日	運動項目	組數和次數	動作編號	間隔時間
第1天	拉	3×10		2分鐘
	深蹲	3×10		3分鐘
	垂直推舉	3×10		2分鐘
	彎曲	3×10		3分鐘
第2天	拉	3×10		2分鐘
	深蹲	3×10		3分鐘
	直線推舉	3×10		2分鐘
	彎曲	3×10		3分鐘
第3天	拉	3×10		2分鐘
	深蹲	3×10		3分鐘
	垂直推舉	3×10		2分鐘
	彎曲	3×10		3分鐘

在妳準備要進階的動作旁邊注記↑

重量與尺寸記錄   日期：

體重	右臂圍	左臂圍	胸圍	腰圍	臀圍	右腿圍	左腿圍	BMI	體脂率	基礎代謝率

心得記錄

週期2：第1周

鍛鍊日	運動項目	組數和次數	動作編號	間隔時間
第1天 爆發力練習	拉	10 ×3		1分鐘
	深蹲	10 ×3		1分鐘
	垂直推舉	10 ×3		1分鐘
	彎曲	10 ×3		1分鐘
第2天	拉	2 ×7		2分鐘
	深蹲	2 ×7		3分鐘
	直線推舉	2 ×7		2分鐘
	彎曲	2 ×7		3分鐘
第3天	拉	3 ×9		2分鐘
	深蹲	3 ×9		3分鐘
	垂直推舉	3 ×9		2分鐘
	彎曲	3 ×9		3分鐘

週期2：第2周

鍛鍊日	運動項目	組數和次數	動作編號	間隔時間
第1天 爆發力練習	拉	10 ×3		1分鐘
	深蹲	10 ×3		1分鐘
	直線推舉	10 ×3		1分鐘
	彎曲	10 ×3		1分鐘
第2天	拉	2 ×7		2分鐘
	深蹲	2 ×7		3分鐘
	垂直推舉	2 ×7		2分鐘
	彎曲	2 ×7		3分鐘
第3天	拉	3 ×9		2分鐘
	深蹲	3 ×9		3分鐘
	直線推舉運動	3 ×9		2分鐘
	彎曲	3 ×9		3分鐘

在妳準備要進階的動作旁邊加上↑

週期2：第3周

鍛鍊日	運動項目	組數和次數	動作編號	間隔時間
第1天 爆發力練習	拉	10 ×3		1分鐘
	深蹲	10 ×3		1分鐘
	垂直推舉	10 ×3		1分鐘
	彎曲	10 ×3		1分鐘
第2天	拉	2 ×7		2分鐘
	深蹲	2 ×7		3分鐘
	直線推舉	2 ×7		2分鐘
	彎曲	2 ×7		3分鐘
第3天	拉	3 ×9		2分鐘
	深蹲	3 ×9		3分鐘
	垂直推舉	3 ×9		2分鐘
	彎曲	3 ×9		3分鐘

週期2：第4周

鍛鍊日	運動項目	組數和次數	動作編號	間隔時間
第1天 爆發力練習	拉	10 ×3		1分鐘
	深蹲	10 ×3		1分鐘
	直線推舉	10 ×3		1分鐘
	彎曲	10 ×3		1分鐘
第2天	拉	2 ×7		2分鐘
	深蹲	2 ×7		3分鐘
	垂直推舉	2 ×7		2分鐘
	彎曲	2 ×7		3分鐘
第3天	拉	3 ×9		2分鐘
	深蹲	3 ×9		3分鐘
	直線推舉	3 ×9		2分鐘
	彎曲	3 ×9		3分鐘

在妳準備要進階的動作旁邊加上↑

重量與尺寸記錄　　　　　　　　　日期：

體重	右臂圍	左臂圍	胸圍	腰圍	臀圍	右腿圍	左腿圍	BMI	體脂率	基礎代謝率

心得記錄

_____

_____

_____

_____

_____

_____

_____

_____

_____

_____

_____

_____

_____

_____

_____

_____

_____

週期3：第1周

鍛鍊日	運動項目	組數和次數	動作編號	間隔時間
第1天 爆發力練習	拉	10 ×3		1分鐘
	深蹲	10 ×3		1分鐘
	垂直推舉	10 ×3		1分鐘
	彎曲	10 ×3		1分鐘
第2天	拉	4 ×6		2分鐘
	深蹲	4 ×6		3分鐘
	直線推舉	4 ×6		2分鐘
	彎曲	4 ×6		3分鐘
第3天	拉	3 ×7		2分鐘
	深蹲	3 ×7		3分鐘
	垂直推舉	3 ×7		2分鐘
	彎曲	3 ×7		3分鐘

週期3：第2周

鍛鍊日	運動項目	組數和次數	動作編號	間隔時間
第1天	拉	2 ×8		2分鐘
	深蹲	2 ×8		3分鐘
	直線推舉	2 ×8		2分鐘
	彎曲	2 ×8		3分鐘
第2天 三次重複金字塔	拉	3 ×3		2分鐘
	深蹲	3 ×3		3分鐘
	垂直推舉	3 ×3		2分鐘
	彎曲	3 ×3		3分鐘
第3天	拉	3 ×8		2分鐘
	深蹲	3 ×8		3分鐘
	直線推舉	3 ×8		2分鐘
	彎曲	3 ×8		3分鐘

在妳準備好要進階的運動旁邊注記↑

週期3：第3周

鍛鍊日	運動項目	組數和次數	動作編號	間隔時間
第1天 爆發力練習	拉	10×3		1分鐘
	深蹲	10×3		1分鐘
	垂直推舉	10×3		1分鐘
	彎曲	10×3		1分鐘
第2天	拉	4×6		2分鐘
	深蹲	4×6		3分鐘
	直線推舉	4×6		2分鐘
	彎曲	4×6		3分鐘
第3天	拉	3×7		2分鐘
	深蹲	3×7		3分鐘
	垂直推舉	3×7		2分鐘
	彎曲	3×7		3分鐘

週期3：第4周

鍛鍊日	運動項目	組數和次數	動作編號	間隔時間
第1天	拉	2×8		2分鐘
	深蹲	2×8		3分鐘
	直線推舉	2×8		2分鐘
	彎曲	2×8		3分鐘
第2天 三次重複金字塔	拉	3×3		2分鐘
	深蹲	3×3		3分鐘
	垂直推舉	3×3		2分鐘
	彎曲	3×3		3分鐘
第3天	拉	3×8		2分鐘
	深蹲	3×8		3分鐘
	直線推舉	3×8		2分鐘
	彎曲	3×8		3分鐘

在妳準備好要進階的運動旁邊注記↑

重量與尺寸記錄　　　　　　　　日期：

體重	右臂圍	左臂圍	胸圍	腰圍	臀圍	右腿圍	左腿圍	BMI	體脂率	基礎代謝率

心得記錄

_____

_____

_____

_____

_____

_____

_____

_____

_____

_____

_____

_____

_____

_____

做健身計畫前的我

做健身計畫兩個月的我

國家圖書館出版品預行編目資料

妳的身體就是最好的健身房／馬克·羅倫（Mark Lauren），約書亞·克拉克（Joshua Clark）著；王淑玫譯. -- 二版. -- 臺北市：商周出版：家庭傳媒城邦分公司發行, 2022.02
　　　面；　　公分. --（Live & Learn）
譯自：Body by you: the you are your own gym guide to total women's fitness
ISBN　978-626-318-039-0（平裝）

1. 健身運動　2.運動健康　3.女性

411.711　　　　　　　　　　　　　　　110017032

妳的身體就是最好的健身房（暢銷數位版）
Body by You: The You Are Your Own Gym Guide to Total Women's Fitness

作　　　者／馬克·羅倫（Mark Lauren）、約書亞·克拉克（Joshua Clark）
譯　　　者／王淑玫
責 任 編 輯／余筱嵐

版　　　權／林易萱、黃淑敏
行 銷 業 務／林秀津、周佑潔、黃崇華
總 經 理／彭之琬
事業群總經理／黃淑貞
發 行 人／何飛鵬
法 律 顧 問／元禾法律事務所　王子文律師
出　　　版／商周出版
　　　　　　城邦文化事業股份有限公司
　　　　　　台北市中山區民生東路二段141號9樓
　　　　　　電話：(02) 2500-7008　傳真：(02) 2500-7759
　　　　　　E-mail：bwp.service@cite.com.tw
發　　　行／英屬蓋曼群島商家庭傳媒股份有限公司城邦分公司
　　　　　　台北市中山區民生東路二段141號2樓
　　　　　　書虫客服專線：(02)2500-7718；(02)2500-7719
　　　　　　24小時傳真專線：(02)2500-1990；(02)2500-1991
　　　　　　服務時間：週一至週五上午09:30-12:00；下午13:30-17:00
　　　　　　郵撥帳號：19863813　戶名：書虫股份有限公司
　　　　　　讀者服務信箱E-mail：service@readingclub.com.tw
　　　　　　城邦讀書花園www.cite.com.tw
香港發行所／城邦（香港）出版集團有限公司
　　　　　　香港灣仔駱克道193號東超商業中心1樓　E-mail：hkcite@biznetvigator.com
　　　　　　電話：(852) 25086231　傳真：(852) 25789337
馬新發行所／城邦（馬新）出版集團【Cite (M) Sdn. Bhd】
　　　　　　41, Jalan Radin Anum, Bandar Baru Sri Petaling,
　　　　　　57000 Kuala Lumpur, Malaysia.
　　　　　　電話：(603) 90578822　傳真：(603) 90576622
　　　　　　E-mail：cite@cite.com.my

封 面 設 計／徐璽設計工作室　　　　　　電腦排版／唯翔工作室
印　　　刷／韋懋實業有限公司
經 銷 商／聯合發行股份有限公司
　　　　　　地址：新北市231新店區寶橋路235巷6弄6號2樓
　　　　　　電話：(02)2917-8022　傳真：(02)2911-0053

■2015年3月5日初版　　　　　　　　　　　　Printed in Taiwan
■2022年2月15日二版

定價／380元

城邦讀書花園
www.cite.com.tw